Optimierte Arzneimitteltherapie

Reihenherausgeber:
Monika Schäfer-Korting

Springer-Verlag
Berlin Heidelberg
GmbH

Gerd Dannhardt Susann Seddigh
Thomas Vogt

Epilepsie

Grundlagen und Therapie

Mit 11 Abbildungen und 4 Tabellen

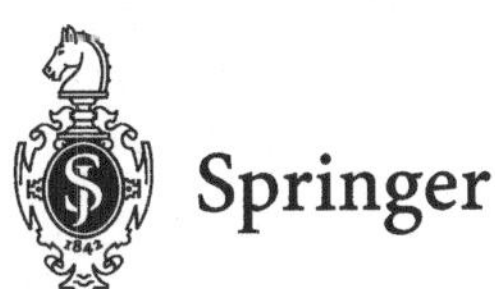

Professor Dr. Monika Schäfer-Korting
FB Pharmazie-Institut Pharm. II
Pharmakologie und Toxikologie
Freie Universität Berlin
Königin-Luise-Straße 2+4
14195 Berlin

Dr. Susann Seddigh
DRK Schmerzzentrum
Auf der Steig 14–16
55131 Mainz

Prof. Dr. Gerd Dannhardt
Johannes-Gutenberg-Universität
Institut für Pharmazie
Staudinger Weg 5
55099 Mainz

Priv.-Doz. Dr. Thomas Vogt
Klinik und Poliklinik
für Neurologie
Reisingerweg , Geb. 701
55101 Mainz

ISBN 978-3-540-42440-6

Die Deutsche Bibliothek - CIP-Einheitsaufnahme
Dannhardt, Gerd: Epilepsie: Grundlagen und Therapie / Gerd Dannhardt; Susann Seddigh; Thomas Vogt. - Berlin; Heidelberg; New York; Barcelona; Hongkong; London; Mailand; Paris; Tokio: Springer 2002
(Optimierte Arzneimitteltherapie)
ISBN 978-3-540-42440-6 ISBN 978-3-642-56244-0 (eBook)
DOI 10.1007/978-3-642-56244-0

Umschlaggestaltung: de'blik, Berlin
Satz: AM-productions GmbH, Wiesloch
Gedruckt auf säurefreiem Papier SPIN: 10779643 14/3130 - 5 4 3 2 1 0

Geleitwort

Arzneimittel haben in den letzten Jahrzehnten zunehmend an Bedeutung in der Behandlung von Krankheiten gewonnen. Dies gilt für unterschiedliche Gebiete, nicht nur die Innere Medizin sondern auch für die Bereiche Gynäkologie, Urologie, Dermatologie und viele andere. So konnte die Zahl der operativen Eingriffe im Rahmen von Ulzera des Gastrointestinaltrakts durch die Einführung der H2-Antihistaminika ganz wesentlich reduziert werden. Moderne Zytostatika bedeuten nicht nur eine deutliche Lebensverlängerung, sondern steigern auch die Lebensqualität bei bis in die jüngste Zeit weitgehend therapieresistenten Tumoren. Als Beispiel sei die Wirksamkeit von Paclitaxel beim Ovarialkarzinom genannt.

Obgleich dies einen erheblichen Fortschritt bedeutet, der sich allein mit der besseren Wirksamkeit der modernen Wirkstoffe – also ihrem hohen Nutzen – erklären lässt, stößt die Arzneimitteltherapie dennoch zunehmend auf Vorbehalte der Patienten. Dies ist eine Folge des immer stärkeren Bewusstwerdens um Gefahren, die von diesen stark wirksamen Pharmaka ausgehen können, d. h. den Arzneimittel-Risiken. Im Sinne einer Überreaktion sehen allerdings viele Laien, aber auch manche Ärzte im besonderen Maße auf die Risiken und vernachlässigen den Nutzen einer effizienten Arzneimitteltherapie. Eine sorgfältige Nutzen/ Risiko-Analyse bezogen auf den einzelnen Patienten, seine spezielle Erkrankung und die zu erwägenden Wirkstoffe erlaubt eine rationale Arzneimitteltherapie, die den größtmöglichen Erfolg sichert.

Mit dem vorliegenden Werk, einem Band der Buchreihe „Optimierte Arzneimitteltherapie“, soll medizinischen Fachkreisen, vor allem Ärzten und Apothekern, der Zugang zur rationalen und damit optimierten Arzneimitteltherapie bestimmter, in der Praxis wichtiger Erkrankungen erleichtert werden. Ausgewiesene Experten auf den jeweiligen Fachgebieten bewerten die heute verfügbaren Therapieansätze unter streng wissenschaftlichen Kriterien. Darüber hinaus lassen sie aber auch die eigene Einschätzung nicht zu kurz kommen. Gestützt auf dieses Expertenwissen wird der Leser in die Lage versetzt, eine eigene individuelle Bewertung für seinen Patienten vorzunehmen. Obgleich Nutzen und Risiko („Nutzen-Risiko-Relation") bei diesem Werk ganz im Vordergrund der Betrachtung stehen, wird auch die finanzielle Komponente der Arzneimitteltherapie nicht außer Acht gelassen. So enthalten die Werke auch Angaben zu den Therapiekosten – soweit dies angesichts des noch unterentwickelten Gebietes „Pharmakoökonomie" zum heutigen Zeitpunkt möglich ist (Aufwand-Nutzen-Relation; vgl. Korting, HC, Schäfer-Korting M (eds). The Benefit/Risk Ratio. A Handbook for the rational Use of Potentially Hazardous Drugs. CRC Press, Boca Raton, 1998).

Mein Dank als Herausgeberin gilt insbesondere den Autoren, ohne deren besonderen Einsatz diese Reihe nicht zustande kommen könnte. Nur die Bereitschaft einer so großen Zahl von Experten zur Mitwirkung macht diese Buchreihe möglich. Sie wäre aber auch nicht realisierbar ohne das hohe Engagement des Springer-Verlages, insbesondere von Herrn Dr. Mager, das vom autorisierten Umgang mit dem heute besonders großen Wagnis über die kompetente und vor allem rasche Herstellung bis zur adäquaten Distribution reicht. Danken möchte ich an dieser Stelle auch meiner Sekretärin, Frau Sandow, ohne deren geduldiges und perfektes Management die organisatorische Abwicklung auf große Probleme gestoßen wäre.

Berlin, im Januar 1999 Prof. Dr. Monika Schäfer-Korting

Vorwort

Antiepileptika für das zweite Millennium – Hoffnung für die Patienten

Die in der Antike als ein Ergriffensein von göttlicher Macht charakterisierte Epilepsie ist eine chronisch rezidivierende Krankheit des zentralen Nervensystems, von der etwa 0,3 bis 1% jeder Bevölkerung betroffen sind. Einige berühmte Personen, die unter Epilepsie litten, waren Julius Cäsar, Leonardo da Vinci, Fjodor Dostojewski und Gustave Flaubert. Ein Drittel aller Patienten ist heute jünger als 16 Jahre und man geht davon aus, dass Menschen häufiger als angenommen im Verlauf ihres Lebens einen epileptische Anfall erleiden, ohne diesen als solchen zu erkennen oder dass er diagnostiziert wird. Die Epilepsie wurde oft als Geisteskrankheit verkannt bzw. lange nicht davon abgegrenzt, sie ist auch heute noch mit vielen sozialen und psychischen Problemen verbunden, die die Patienten zusätzlich belasten.

Die erste Generation der Antiepileptika wurde zwischen dem Ende des 19. Jahrhunderts und Mitte des 20. Jahrhunderts entwickelt, beginnend 1874 mit der Einführung von Kaliumbromid in den Bodelschwingh`schen Anstalten in Deutschland. Als prominente Vertreter dieses Zeitraums sind Phenobarbital, Phenytoin, Primidon, Carbamazepin, Diazepam und Valproinsäure zu nennen, die bei etwa 70% aller Epileptiker eine ausreichende medikamentöse Einstellung ermöglichen. Ein Teil der Erkrankten wird dagegen nicht anfallsfrei, oder es entwickelt sich im Verlauf der Behandlung ein therapierefraktärer Status. Diese Befunde begründen in Verbindung mit vertieften Erkenntnissen zu den physiologischen und pathophysiologischen Vorgängen im ZNS die Entwicklung neuer Antiepileptika, die durch ein Programm der Epilepsieabteilung des

National Instituts of Health (NIH) 1969 in den USA initiierte wurde. In Ergänzung zu den bisherigen antikonvulsiven Therapien werden nun auch Testreihen zur Epileptogenese durchgeführt, um eine kausale Therapie zu ermöglichen. Inwieweit die eventuell in einer einzigen Substanz vereinten antikonvulsiven und antiepileptogenen Wirkungen das Optimum einer Pharmakotherapie - bei Einbeziehung der therapeutischen Sicherheit - darstellen, müssen Untersuchungen in den nächsten Jahren klären.

Die letzten zehn Jahre haben durch verstärkte Forschungsaktivitäten grundlegend neue Erkenntnisse zur Epilepsie erbracht und die Entwicklung neuer Wirkstoffe aber auch nicht medikamentöser Therapieverfahren ermöglicht. Insbesondere konnten die therapeutische Breite und die Verträglichkeit signifikant verbessert werden, daneben gibt es die erwähnten Ansätze zur kausalen Therapie. In Verbindung mit ergänzenden bzw. alternativen Verfahren, wie z. B. der elektrischen Vagusstimulation oder von neurochirurgischen Maßnahmen, ist heute eine wirksame und sichere Langzeit- bzw. Dauertherapie möglich, die den Patienten die Akzeptanz ihres Leidens und ihres Lebens ermöglicht und ihnen zusammen mit ihren Angehörigen eine bessere Lebensqualität gibt.

Mainz, im September 2001

Prof. Dr. Gerd Dannhardt
Dr. Susann Seddigh
Priv.-Doz. Dr. Thomas Vogt

Inhaltsverzeichnis

1 Anatomische und neurophysiologische Grundlagen epileptischer Anfälle

1.1 Neuroanatomie

Zum Verständnis der Pathophysiologie und der Phänomenologie der Epilepsien und der epileptischen Anfälle sollen zunächst die hierfür wichtigen Aspekte der Architektur und Funktion des menschlichen Hirns beschrieben werden. Das Gehirn besteht aus den zwei Großhirnhemisphären, dem Kleinhirn und dem Hirnstamm. Im anatomischen Schnitt lassen sich die grau-gelb gefärbte Rinde (Kortex) und die im Marklager gelegenen Kerngebiete der Basalganglien von einer weißen Substanz abgrenzen. Die graue Substanz besteht vorwiegend aus den Nervenzellen, während die weiße Substanz von den bemarkten Bahnen gebildet wird. Die Rinde selbst ist durch Einfältelungen in Furchen (Sulci) und Windungen (Gyri) räumlich komprimiert und weist eine Gesamtfläche von ca. 2,5 m^2 auf.

Entwicklungsgeschichtlich ist der bei der Außenansicht erkennbare Neokortex von den durch Einfaltungen nach mesial und basal verlagerten älteren Abschnitten, dem Archiokortex und dem Paleokortex abzugrenzen. Der Archiokortex entspricht im Wesentlichen dem Hippokampus, der Paleokortex parahippokampalen Temporallappenanteilen sowie dem Mandelkern (N. amygdala).

Der Neokortex ist durch eine relativ konstante Architektur gekennzeichnet, die insgesamt 6 Zellschichten umfasst, während die älteren Anteile nur 3 Schichten aufweisen, die weniger strikt organisiert sind (Abb. 1.1).

Histologisch lassen sich 3 verschiedene Zelltypen abgrenzen:

a) Pyramidenzellen sind Neurone, deren Zellkörper eine gewisse Pyramidenform aufweisen und deren Axone und Dendriten eine

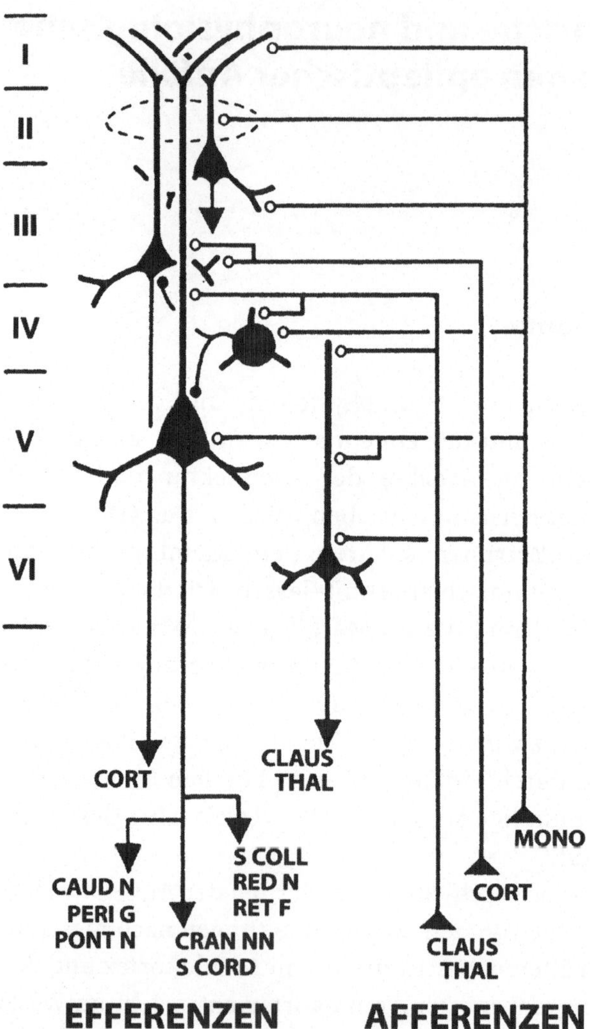

Abb. 1.1. Aufbau des Cortex cerebri mit Afferenzen und Efferenzen (nach O. D. Creutzfeld: Cortex cerebri, Springer Verlag 1983)

sehr weite Ausdehnung haben und zumeist in benachbarte Kortexareale, z. T. auch in die kontralaterale Hemisphäre oder wie bei den motorischen Pyramidenbahnzellen bis zum Rückenmark reichen.

b) Stellatumzellen, die ein dichtes, lokales Dendritennetzwerk aufweisen und die eine Funktion als exzitatorische oder inhibitorische Interneurone haben. Bei den inhibitorischen Interneuronen überwiegt Gamma-Amino-Buttersäure (GABA) als Neurotransmitter.

c) Gliazellen besitzen eine große Bedeutung für den Funktionszustand des regionalen neuronalen Netzwerkes.

Diese Zytoarchitektur findet sich mit wenigen Variationen in allen Regionen des Neokortex. Die unterschiedlichen Funktionen der einzelnen Abschnitte ergeben sich aus der unterschiedlichen Verteilung von Zelltypen und Verschaltungen innerhalb verschiedener Regionen und durch unterschiedliche Zuflussinformationen. Die Struktur-Funktionsbeziehung ist jedoch nicht starr, sondern kann z. B. durch Veränderung des Inputs variiert werden. Diese Plastizität des Gehirns zeigt sich z. B. in einer Ausdehnung des motorischen und somatosensorischen Repräsentationsareals eines Fingers bei Amputation eines Nachbarfingers.

Neben den anatomischen Besonderheiten des Neokortex weisen die Neuronen auch einige elektrophysiologische Besonderheiten, etwa im Vergleich mit spinalen Neuronen auf. Im komplexen Wechselspiel von erregenden und hemmenden Einflüssen werden die Aktionspotenziale von einem sehr viel kleineren und kürzeren hyperpolarisierendem Nachpotenzial gefolgt, das wesentlich höhere Entladungsfrequenzen erlaubt. Zwar zeigen die inhibitorischen-postsynaptischen Potenziale (IPSP) kompensatorisch einen erheblich längeren Zeitverlauf, es sind jedoch rasche Änderungen der Funktionszustände möglich.

Diese lokalen Funktionszustände werden durch die Potenzialverteilungen zwischen oberflächlichen und tieferen Kortexschichten bzw. von der Potentialverteilung entlang der Pyramidenzellen bestimmt, die der eines Dipols entsprechen. Die einzelnen Aktionspotentiale weisen hierbei transmembranöse Potenzialänderungen von bis zu 150 mV auf, durch den hohen extrazellulären Widerstand sind extrazellulär aber nur sehr viel kleinere Spannungsdifferenzen messbar.

1.2 Das Elektroenzephalogramm (EEG)

Schwankungen der elektrischen Aktivität lassen sich auf der Hirnoberfläche als Elektrokortikogramm oder fortgeleitet von der Kopfoberfläche als Elektroenzephalogramm (EEG) ableiten. Die elektrophysiologische Basis dieser Phänomene ist noch nicht exakt geklärt, es ist jedoch sicher, dass nicht einzelne Aktionspotentiale abgeleitet werden, die in ihrem Zeitverlauf nicht detektiert werden können, sondern dass exzitatorische und inhibitorische postsynaptische Summenpotenziale erfasst werden. Die Rhythmizität der EEG-Aktivität wird vermutlich durch Afferenzen vom Thalamus bzw. von der Formatio reticularis zum Kortex bedingt, die zu einer Synchronisierung synaptischer Aktivität führen.

Um diese Aktivität registrieren zu können, müssen Elektroden an der Kopfhaut angebracht werden. Damit eine einheitliche Interpretation und räumliche Zuordnung möglich ist, wurde das internationale 10/20-System eingeführt, das die individuelle Elektrodenposition exakt festlegt. Zwischenableitungen oder eine reduzierte Zahl von Elektroden sind in diesem System ebenfalls möglich. Die Elektroden stellen eine Verbindung zwischen dem leitenden Gewebe und dem Verstärker her, der die Potenzialschwankungen in wellenförmige Graphoelemente umwandelt. Abgeleitet wird entweder bipolar, d. h. es werden Potenzialdifferenzen zwischen zwei benachbarten Elektroden registriert, oder monopolar. Bei letzterer Methode wird die Aktivität einer Elektrode gegen eine möglichst inerte Referenz abgeleitet. Dies ist entweder ein Ohrläppchen oder auch die gegeneinandergeschalteten übrigen Elektroden. Zur Interpretation des EEG wurden die Frequenz und die Morphologie der Graphoelemente beschrieben (Abb. 1.2). Das normale EEG ist durch Wellen in einer Frequenz von 9–12 Hz gekennzeichnet, was auch als α-Grundrhythmus bezeichnet wird. Er ist besonders über den okzipitalen Hirnabschnitten stark ausgeprägt. Frequenzen >13 Hz werden als β-Band bezeichnet. Sie können physiologischerweise als eigenständige Frequenzbänder erscheinen oder den Grundrhythmus überlagern, was häufiger medikamenteninduziert ist. Wellen in einem Frequenzbereich zwischen 4 und 8 Hz werden als Theta-Wellen, solche <4 Hz als δ-Wellen bezeich-

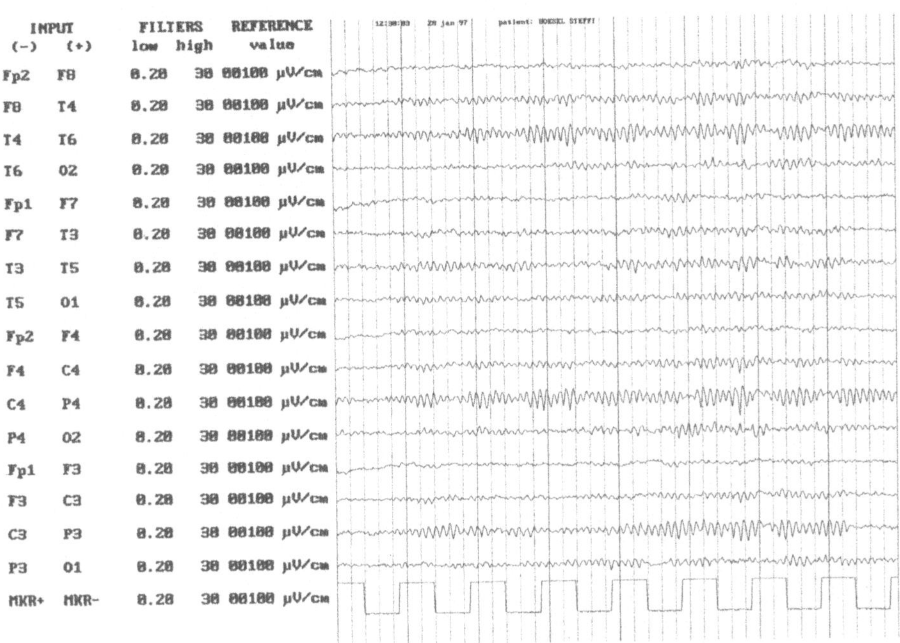

Abb. 1.2. Normales α-EEG in biparietaler Längsreihenableitung nach dem 10/20-System

net. Sie finden sich physiologischerweise nur im Schlaf-EEG; sie stellen pathologische Verlangsamungen dar, die bei umschriebenem Vorkommen als Herd, bei generalisiertem Auftreten als Allgemeinveränderung bezeichnet werden. Daneben gibt es spezifische Wellenformen, die speziell in der Diagnostik der Epilepsien bedeutsam sind. Als „Spitze" (Spike) werden transiente Wellen bezeichnet, die sich von der Hintergrundaktivität deutlich abgrenzen und nur zwischen 20 und 70 ms dauern. Auch die bis zu 200 ms langen scharfen Wellen (Sharp-Waves) unterscheiden sich durch ihre Amplitude deutlich von der Hintergrundaktivität. Am auffälligsten sind die sogenannten Spike-Slow-Wave-Komplexe, bei der ein Spike von einer langsamen, hochamplitudigen Welle gefolgt wird. Sie treten oft als gruppenartig in einer Frequenz von 2,5–3,5 / s auf (Abb. 1.3 a,b).

Das EEG hat eine wichtige Bedeutung in der Diagnostik von Epilepsien. Auffälligkeiten finden sich nicht nur während des epileptischen Anfalles sondern häufig auch im anfallsfreien Intervall, die

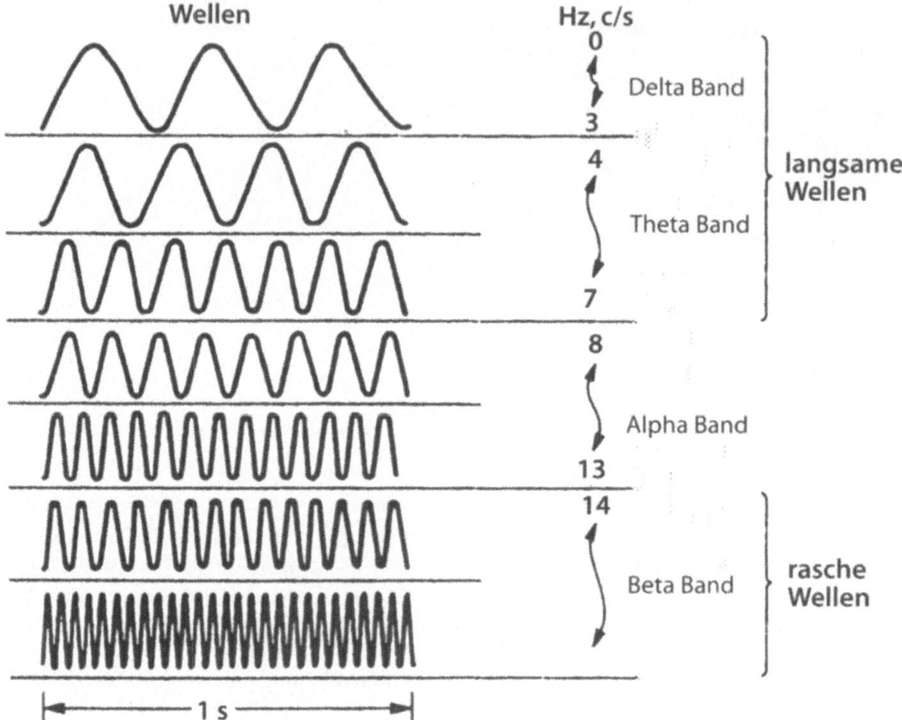

Abb. 1.3a. Normale Graphoelemente des EEG

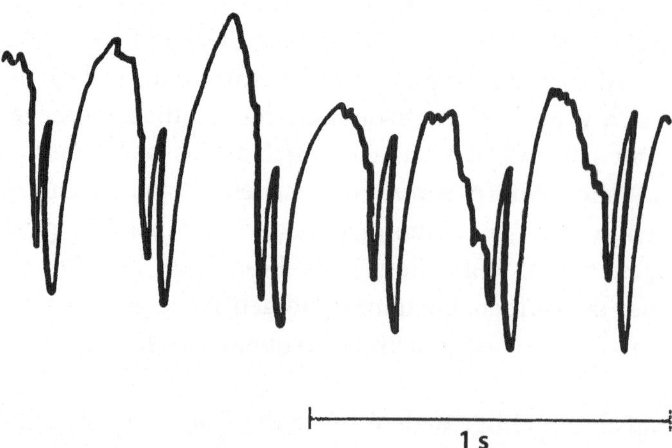

Abb. 1.3b. Spike-Wave-Komplexe (nach M. Ebe und I. Homma: Leitfaden für die EEG-Praxis, Gustav Fischer Verlag 1983)

Zuordnung zu spezifischen Epilepsiesyndromen. In manchen Fällen lassen sich epilepsiespezifische Veränderungen erst durch Provokationsfaktoren hervorrufen. Jede Routine-EEG-Ableitung beinhaltet eine Fotostimulation und eine Ableitung unter 3 minütiger Hyperventilation. Etwas aufwendiger ist die Untersuchung des Schlaf-EEG nach Schlafentzug.

Nur selten gelingt die Ableitung während eines manifesten zerebralen Krampfanfalles. Dies kann jedoch für eine Unterscheidung – bisweilen klinisch schwierige – von generalisierten bzw. primär fokalen Anfällen wichtig sein. Eine noch größere Bedeutung kommt der Registrierung eines Anfalles zu, wenn es darum geht, aufgrund der zeitlichen Abläufe den epileptogenen Fokus eines primär fokalen, sekundär generalisierten Anfalles zu identifizieren, um einen epilepsiechirurgischen Eingriff zu planen. Da dies sehr häufig den Temporallappen betrifft, werden hier z. T. invasive Ableitverfahren mit Sphenoidal- oder Foramen-ovale-Elektroden notwendig. In speziellen Zentren werden großflächige Elektrodensysteme direkt auf die Hirnoberfläche positioniert.

So wichtig das EEG für die Diagnostik sein kann, so sehr muss man sich in der therapeutischen Praxis davor hüten, EEG-Veränderungen überzubewerten. Die Therapie erfolgt nach klinischen Gesichtspunkten, man sollte keine EEG-Veränderungen behandeln.

Allerdings gibt es im Kindesalter auch einige charakteristische EEG-Muster, die eine Indikation für eine antiepileptische Behandlung darstellen, auch wenn es bislang noch nicht zu manifesten Anfällen gekommen ist.

1.3 Pathophysiologische Grundlagen

Die neuronale elektrische Aktivität der Hirnrinde ist durch Zustände lokal erhöhter Aktivität gekennzeichnet, die normalerweise zielbezogen, d. h. in einem physiologischen Regulationszusammenhang stattfinden. Getriggerte Membrandepolarisationen und nachfolgende Aktionspotentiale werden durch benachbarte inhibitorische Neuronen sowohl örtlich als auch zeitlich begrenzt. Eine besondere Rolle spielen in diesem Zusammenhang die exzitatorischen Transmitter Glutamat, Aspartat und Glycin bzw. die inhibitorische Substanz GABA.

Ein epileptischer Anfall ist die klinische Manifestation einer exzessiven neuronalen Entladung, in der das physiologische Gleichgewicht von exzitatorischen und inhibitorischen Einflüssen gestört ist. Die tatsächliche phänomenologische Ausgestaltung der Anfälle hängt von der Lokalisation und dem Ausmaß dieser Aktivierung ab. Verschiedene elektrophysiologische Normabweichungen bedingen zunächst eine erhöhte Krampfbereitschaft und schließlich in einem zweiten Schritt die tatsächliche Anfallsmanifestation.

Eine gestörte Inhibition kann prinzipiell in jedem gesunden Gehirn auftreten und zu Krampfanfällen führen, die man als Gelegenheitsanfälle bezeichnet. Meist durch exogene pharmakologische Einflüsse oder - seltener - endogen durch eine gestörte Neurotransmitterhomöostase kommt es zu einer Veränderung der Membranpermeabilität für Ionen und damit zu einer Änderung des Membranpotentials und einer Depolarisationsserie.

Bei der Epilepsie besitzen exogene Faktoren nur eine Triggerfunktion, vermutlich sind in der Pathogenese verschiedene Mechanismen von Bedeutung:

a) Es kann eine Prädisposition bestimmter Neuronen vorliegen, aufgrund eines labilen Membranruhepotenzials spontan und besonders langanhaltend zu depolarisieren und Aktionspotenzialserien zu generieren. Diese sogenannten Schrittmacherzellen zeigen eine gewisse Autorhythmizität. Vermutlich spielt bei dieser Autorhythmizität und einer hierdurch entstehenden chronischen Epilepsie auch eine gestörte intrazelluläre Signalweiterleitung durch Aktivierung von speziellen Genen eine Rolle. So konnte z. B. nachgewiesen werden, dass wiederholte, durch Elektrostimulation induzierte lokale Entladungen über eine verstärkte Genexpression von c-fos die Sensitivität von Glutamatrezeptoren ändern.
b) Ein Ungleichgewicht zwischen exzitatorischen und inhibitorischen Einflüssen innerhalb des den Focus umgebenden Netzwerkes führt dazu, dass sich die Aktivierung durch diese Schrittmacherzellen räumlich ausbreiten kann. Dies kann zum Teil durch biochemische Prozesse bedingt sein, die von der Schrittmacher-

zelle induziert werden, wie etwa eine durch die langanhaltende Depolarisation bedingte extrazelluläre Hyperkaliämie, die z. B. die enzymatische Funktion von Gliazellen beeinflussen kann.

c) Synchronisationsmechanismen, z. T. aus subkortikalen, insbesondere thalamischen und retikulären Regionen, führen zu einer Ausdehnung dieser Erregungen auf größere Neuronenverbände, was sich im Oberflächen-EEG als iktales (anfallsbezogenes) Spike-Wave-Muster erkennen lässt.

Eine epileptische Entladung limitiert sich durch eine Hyperpolarisation, unter anderem infolge eines erhöhten lokalen CO_2-Partialdruckes, Ca^{++}-induzierten Kaliumeinwärtsströmen sowie einer Freisetzung von Adenosin.

Vermutlich finden neben der erwähnten verstärkten Gentranskription auf zellulärer Ebene auch Aussprossungen und synaptische Verknüpfungen in Neuronenverbänden statt, die zu einer morphologischen Fixierung von Anfallsabläufen führen und längerfristig begleitende Degenerationsprozesse bedingen. Diese verursachen – vermutlich insbesondere im mesialen Temporallappen – Funktionsbeeinträchtigungen der betroffenen Hirnareale.

1.4 Funktionelle Anatomie des ZNS

Fokale iktale Phänomene können prinzipiell in allen Hirnrindenarealen entstehen und sich von dort ausbreiten. Dennoch treten sie bevorzugt im Frontal- und Temporallappen auf. Im Folgenden soll kurz die Anatomie und die Funktion der anfallsrelevanten Hirnabschnitte beschrieben werden (Abb. 1.4).

Der Stirn- oder Frontallappen wird auf der Konvexität durch die Sylvische Furche vom Schläfenlappen und durch den Sulcus centralis von Scheitellappen abgegrenzt, der sich auf der Medialseite bis zum Gyrus cinguli fortsetzt. Funktionell lassen sich präfrontale, prämotorische Anteile sowie der primäre motorische Kortex abgrenzen.

Der präfrontale Kortex umfasst das der vorderen Schädelbasis aufliegende Orbitalhirn sowie präfrontale Assoziationszentren.

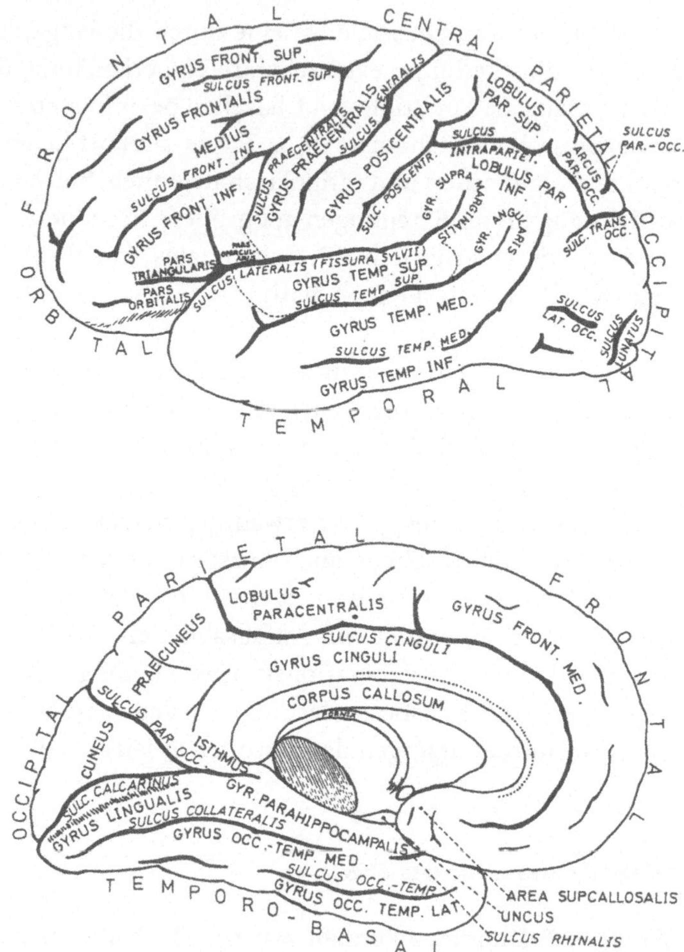

Abb. 1.4. Topographische Anatomie des Cortex cerebri (nach O.D. Creutzfeld: Cortex cerebri, Springer Verlag 1983)

Schädigungen in diesem Bereich, wie sie z. B. als Folge von Traumata oder Tumoren, insbesondere basalen Meningeomen auftreten, führen zu Störungen des Antriebs, der Affektivität sowie der Persönlichkeit. Die Patienten werden abgestumpft, haben ein gefühlsarmes Selbsterleben, die Triebkontrolle ist gestört, vordergründig findet man eine primitive Triebbefriedigung ohne Einhaltung von gesellschaftlichen Regeln. In Verbindung mit der Antriebshemmung kommt es zu einem affektiv indifferenten „in den Tag leben", ohne Anteilnahme, ohne Selbstkritik.

Eine große Bedeutung besitzen die präfrontalen Assoziationszentren und prämotorischen Rindenareale. Hier werden Strategien zur Problembewältigung erstellt, das implizite Lernen ermöglicht Handlungsanweisungen unter Berücksichtigung bestimmter Regeln. Aber auch komplexe motorische Programme für hochspezialisierte Bewegungsabläufe wie etwa die Schreibmotorik werden hier entwickelt und unter Vermittlung der Area 4 des primären Motorkortex ausgeführt. Weitere wichtige motorische Regionen sind das frontale Augenfeld sowie das motorische Sprachzentrum in der Broca-Region. Läsionen der motorischen Zentren führen zu einer kontralateralen Halbseitenlähmung, zur Broca-Aphasie und zu einer sogenannten Deviation conjungée, d.h. konjungierten Blickbewegung zur Herdseite hin. Charakteristisch sind auch die Phänomene, die bei einer Reizung der motorischen Zentren auftreten. Die Blickdeviation zeigt dann vom Herd weg, es kann zu einem sogenannten epileptischen Nystagmus, einem rhythmischen konjungierten Zucken der Augen vom Herd weg kommen. Fokal motorische Entäußerungen können umschrieben einen Extremitätenabschnitt, bevorzugt die kontralaterale Hand, betreffen. Die Zuckungen können sich aber auch auf die gesamte kontralaterale Hemisphäre ausbreiten, was als Jackson-Anfall bezeichnet wird. Ist die motorische Rinde mit einbezogen, können ein Spracharrest bzw. unsystematische Lautäußerungen auftreten. Differenzialdiagnostische Schwierigkeiten sind bei Frontallapppenanfällen möglich, wenn frontobasale Anteile beteiligt sind. In diesem Fall kommt es neben komplexen motorischen Phänomenen zu affektiven, z. T. hysterisch anmutenden Symptomen und zu qualitativen Bewusstseinsänderungen (s. Kap. 4).

Der Temporallappen liegt seitlich unterhalb des Frontalhirns, von diesem abgegrenzt durch die Fissura Silvy; nach dorsokranial ist die Abgrenzung vom Parietal- und Okzipitallappen durch eine gedachte Linie in der Verlängerung der Pars occipitalis der Fissura Silvy anatomisch weniger gut fassbar. Wichtige Rindengebiete sind das Hörzentrum, die Heschl-Querwindung, die sich als Teil der Inselregion unterhalb des Frontallappens von außen nicht sichtbar nach medial zieht. Auch das gustatorische Zentrum sowie hierzu entsprechende Assoziationszentren, aber auch visuelle Assoziationszentren werden dort vermutet. Auf der sprachdominanten Hemisphäre, zumeist links, findet sich im hinteren Bereich der oberen Querwindung in der Area 22 nach Brodmann die Wernicke-Sprachregion.

Nach mesial folgen die zum limbischen System gezählten Strukturen des Hippokampus und des Gyrus parahippocampalis, der Area entorhinalis und des N. amygdalae. Diese grenzen sich entwicklungsgeschichtlich vom temporolateralen Neokortex ab und sind morphologisch durch einen dreischichtigen Aufbau der Rinde gekennzeichnet. Verbindungen dieser Strukturen bestehen zum Hypothalamus als vegetativem Zentrum sowie zur Formatio reticularis (Regulation der Vigilanz und der Aktivierung).

Das limbische System, zu dem ferner die Corpora mamillaria und der Gyrus cinguli zählen, ist vermutlich für die Affekt- und Triebgestaltung verantwortlich. Hier werden Lust und Unlustgefühle generiert, vom N. amygdalae werden orale Reflexbewegungen bzw. Automatismen wie Lecken, Schnüffeln, Schmatzen usw. initiiert.

Obwohl der Schläfenlappen auf den ersten Blick relativ unterschiedliche Abschnitte aufweist, ergänzen sich diese Partialfunktionen sinnvoll. Neben den primären sensorischen Abschnitten, z. B. der Gehör- und Geruchswahrnehmung, wird über das limbische System eine komplementäre vegetativ-affektive Reaktion – etwa bei einem sehr angenehmen Duft – ausgelöst. Die Assoziationszentren gewährleisten eine Fokussierung auf bestimmte akustische, aber auch visuelle oder sensible Eingangssignale, die wiederum für die Merkfähigkeit und das Gedächtnis wichtig sind.

Die Gedächtnisfunktion selbst ist an die Intaktheit des Hippokampus und der neokortikalen Anteile der Area 21 gebunden. Darüber hinaus findet sich die sprachliche Asymmetrie des Temporallappens auch in Gedächtnisleistungen wieder, wenn Läsionen des linken Hippokampus in erster Linie das Abrufen von verbaler Information beeinträchtigen.

Der mesiale Temporallappen, insbesondere der Hippokampus, ist besonders anfällig für die Entstehung epileptischer Quellen.

Durch eine ätiologisch ungeklärte Sklerose kommt es zu einer Aussprossung von regionalen Fasern innerhalb des Hippokampus und dadurch zu rekurrenten Erregungen. Temporallappenanfälle spielen im Erwachsenenalter sowohl bezüglich der Häufigkeit als auch der therapeutischen Herausforderung eine große Rolle. Neben der Einordnung von Anfallsphänomen zu einem bestimmten Ursprungsort ist die Kenntnis der Anatomie und der Funktion des Temporallappens auch für die Therapie wichtig, wenn z. B. im Rahmen epilepsiechirurgischer Eingriffe Strukturen entfernt werden.

Der Scheitellappen oder Lobus parietalis schließt sich dem Stirnlappen dorsal des Sulcus centralis an und geht weiter dorsal in den Okzipital- und Temporallappen über. Der obere Abschnitt mit dem Gyrus postcentralis und benachbarten Arealen stellt das primäre sensible Wahrnehmungszentrum mit seinen Assoziationsfeldern dar. Ebenso wie in der präzentralen motorischen Region führen epileptische Entladungen zu kontralateralen sensiblen Reizerscheinungen, die entweder umschrieben sind oder sich ausbreiten und oft in eine adversive Drehbewegung des Kopfes bzw. des ganzen Körpers übergehen.

Zu dem unteren Parietallappen mit den Gyri angularis und supramarginalis gehören hochentwickelte Zentren, die für die Koordination komplexer und sinnvoller Handlungsfolgen zuständig sind. Diese umfassen auch kognitive Funktionen wie Schreiben, Lesen, die Rechts-Links-Unterscheidung und damit verbunden die Orientierung im Raum. Läsionen in diesem Bereich führen zu dem Bild der Apraxie sowie spezifisch zu Schreib-, Lese- und Rechenunfähigkeit (Agraphie, Alexie, Akalkulie) und räumlicher Agnosie. Epileptische Anfälle in diesem Bereich sind selten und beziehen meist die benachbarten temporalen und okzipitalen Rindenareale mit ein, sodass eine komplexe Symptomatik entsteht; rezeptive Sprachstörungen und dyspraktische Symptome weisen auf die Mitbeteiligung des Parietallappens hin.

Primär im okzipitalen oder parietalen Kortex generierte Anfälle sind selten und zumeist Folge einer traumatischen oder tumorbedingten Rindenschädigung. Der Okzipitallappen dient in ersten Linie der optischen Wahrnehmung. Hierbei stellt die Area 17 das visuelle Primärzentrum, die angrenzenden Gebiete Assoziationszentren dar. Reize der Area 17 im Rahmen fokaler epileptischer Anfälle führen zu Photomen (Lichtwahrnehmungen, Funken, Flimmersehen), während Reizungen der Assoziationszentren zu komplexen visuellen Eindrücken und Sinnestäuschungen führen können.

2 Genetische Aspekte der Epilepsien

Bei den meisten der heute noch als idiopathisch oder genuin eingeordneten Epilepsien spielen vermutlich genetische Faktoren eine Rolle. So weisen Kinder von Eltern mit einer solchen Epilepsie ein Erkrankungsrisiko von ca. 7% auf, gegenüber der allgemeinen Prävalenz von 0,5–1% bezogen auf alle Epilepsien in der Bevölkerung. Bei Geschwistern ist das Risiko um das 2–3fache erhöht. Allerdings fällt unter die Epilepsien mit erblicher Komponente nur eine kleine Gruppe (ca. 2%) von überwiegend kindlichen Epilepsien, für die eine direkte monogene Vererbung belegt ist. Es handelt sich um zumeist autosomal-rezessiv vererbte Stoffwechselstörungen, Fehlbildungen oder mitochondrale Anomalien des Gehirns, die neben den schwer therapierbaren Anfällen fast immer mit Myoklonien, spastischen Symptomen sowie einer Demenz einhergehen. Beispiele hierfür sind die progressiven Myoklonusepilepsien, die juvenile Zeroidlipofuszinose sowie das MERRF-Syndrom (Mitochondriale Enzephalopathie mit Ragged Red Fibers). Eine Sonderform nimmt das Cherry-Red-Spot-Myoklonus-Syndrom bei Sialidose Typ I ein, das auf eine hochdosierte Behandlung mit Piracetam relativ gut anspricht und bei dem die Demenz fehlt.

Bei den meisten anderen idiopathischen Epilepsien sind vermutlich unterschiedliche Genmutationen sowie zusätzliche externe Einflüsse für die Ausbildung der Disposition und die Anfallsmanifestation verantwortlich. Dies ergibt sich aus Familienstudien, in denen bestimmte Epilepsien gehäuft auftreten, ohne dass ein monogener Erbgang angenommen werden kann. Gegen eine Vererbung mit niedriger Penetranz spricht in diesen Fällen die sehr breite Variabilität der Anfallssymptomatik.

Für mehrere Epilepsieformen konnten allerdings in einzelnen Familien durch Kopplungsanalysen verantwortliche Chromosomenabschnitte bestimmt und im Einzelfall auch definierte Mutationen belegt und zugewiesen werden. Beispiele für familiäre Formen monogen vererbter Epilepsien sind z. B. die autosomal-dominante nächtliche Frontallappenepilepsie, die autosomal-dominante Temporallappenepilepsie und die im Kindesalter relativ häufige benigne Epilepsie mit zentrotemporalen Spikes (Rolando-Epilepsie). Bei letzterer sind in 14% der Fälle Geschwister ebenfalls betroffen. Eine systematische Untersuchung an 22 Familien mit Rolando-Epilepsie ergab, ebenso wie bei einigen Familien mit der autosomal-dominanten Frontallappenepilepsie, eine Lokalisation der entscheidenden Genmutation auf dem Chromosom 20. Auf diesem Chromosomenabschnitt findet sich unter anderen auch das Gen für den neuronalen Nikotinrezeptor (nikotinischer Acetylcholinrezeptor), der möglicherweise auf zellulärer Ebene an der Epileptogenese beteiligt ist. Andere Gendefekte betreffen spannungsabhängige Natrium- oder Kalium-Kanäle.

Auch für die altersgebundenen generalisierten Epilepsien, die *infantilen* und *juvenilen Absencen-Epilepsien,* die *juvenile myoklonische Epilepsie* sowie das *Aufwach-Grand-Mal,* die mit etwa 40% der Epilepsien eine bedeutende Gruppe darstellen, lässt sich eine familiäre Häufung erkennen. So findet sich bei eineiigen Zwillingen eine Konkordanzrate von 80%, bei zweieiigen Zwillingen immerhin noch von 20%. Man geht jedoch von einer komplexen genetischen Disposition aus, wobei sich in Einzelfällen durch Kopplungsanalysen bestimmte Genorte eingrenzen ließen.

Zuletzt lassen sich auch bei den Gelegenheitsanfällen, insbesondere bei den Fieberkrämpfen, familiäre Häufungen erkennen. Beim Fieberkrampf wurden sogar einzelne Familien mit autosomal-dominantem Erbgang gefunden.

Folgende Schätzungen des Risikos für Geschwister oder Nachkommen bestehen:

- Absencen-Epilepsie: ca. 10%. (Zeigt das mütterliche EEG eine Photosensibilität oder Spike-Wave-Komplexe, erhöht sich das Risiko auf ca. 20%.)
- Impulsiv-Petit-Mal-Epilepsie: ca 7%.

- Idiopathisches Aufwach-Grand-Mal: ca. 7%.
- Rolando-Epilepsie: 15%.

Die Schwierigkeit, den genetischen Einfluss exakt abzuschätzen, ist auch durch die relativ geringe Spezifität der fassbaren Merkmale, insbesondere der Anfallssemiologie bedingt. Zudem spielen zusätzliche Faktoren eine Rolle, die selbst wiederum genetisch determiniert sind, wie etwa das Geschlecht aber auch bioelektrische Merkmale. In diesem Zusammenhang ist auf bestimmte, genetisch determinierte EEG-Veränderungen hinzuweisen, wie etwa Paroxysmen unter Hyperventilation oder Photostimulation, die selbst kein klinisches Korrelat im Sinne epileptischer Symptome haben, und auch bei Gesunden auftreten. Sie gelten jedoch als epilepsierelevant bzw. sind mit einer Neigung zu Anfällen assoziiert und kommen bei vielen Epilepsiepatienten (zumeist in Kombination) vor.

Die derzeitigen Kenntnisse der molekularen genetischen Grundlagen bei der Epilepsie lassen eine Routinediagnostik zur Abgrenzung bestimmter epileptischer Syndrome, insbesondere bei den idiopathischen Epilepsien nicht sinnvoll erscheinen. Allerdings dienen genaue Genlokalisationen und die Analyse des Genproduktes, z. B. des Nikotinrezeptors, zur Klärung der Pathogenese und erlauben möglicherweise zukünftig eine sehr viel stärker ursachenbezogene Therapie, ohne dass direkte gentherapeutische Eingriffe erforderlich sind. Eine genetischen Beratung spielt im Konzept einer umfassenden Betreuung von Epilepsiepatienten schon jetzt eine wichtige Rolle, wobei neben der Abschätzung globaler, auf epidemiologischen Untersuchungen basierender Risiken auch die Schwere und der zu erwartende Verlauf eines epileptischen Syndroms in die Bewertung einfließen müssen, was entsprechende Kenntnisse des beratenden Arztes erfordert.

3 Klinik der wichtigsten Erkrankungen unter besonderer Berücksichtigung der subjektiven und objektiven Symptome; Komplikationen, Prognose

Die Vielfalt der Symptomatologie epileptischer Anfälle ist durch das die epileptische Aktivität generierende Hirnareal und die weitere Ausbreitung der epileptischen Erregung während des Anfalls charakterisiert. Darüber hinaus ist die Symptomatologie auch von der syndromalen Entität abhängig. Die Internationale Liga gegen Epilepsie hat zur Einordnung epileptischer Anfälle und epileptischer Syndrome zwei Klassifikationen geschaffen, um eine einheitliche Nomenklatur zu erreichen. Diese Nomenklatur bildet die Grundlage für operationalisierte Diagnose- und Therapiekriterien.

Die Internationale Klassifikation epileptischer Anfälle (Tab. 3.1) stellt eine Auflistung der unterschiedlichen Anfallsformen allein anhand der Anfallsphänomenologie dar. Bei Anfällen, die sich in einer umschrieben Hirnregion abspielen, spricht man von fokalen oder partiellen Anfällen. Sie weisen durch ihre Symptome auf eine Hirnhemisphäre oder ein umschriebenes Hirnareal hin. Die diagnostische Einordnung kann durch die EEG-Aktivität unterstützt werden, die man während eines Anfalls erfassen kann. Geht ein fokaler epileptischer Anfall mit einer Bewusstseinsänderung im weitesten Sinne einher, spricht man von einem komplex-fokalen oder komplex-partiellen Anfall in Abgrenzung zu elementar-fokalen/-partiellen Anfällen. Der Begriff der Aura beschreibt hierbei das erste Symptom eine epileptischen Anfalls und stellt somit den fokalen Beginn dar.

Epileptische Anfälle, bei denen das gesamte Gehirn beteiligt ist, bezeichnet man als generalisierte zerebrale Anfälle. Die bekannteste Form ist der Grand-Mal-Anfall, weitere Anfallsformen sind unter dem Begriff Petit Mal zusammengefasst.

Tabelle 3.1. Internationale Klassifikation epileptischer Anfälle (IKEA) (Commission on Classification and Terminology of the International League against Epilepsy, 1981)

Anfallstyp fokale (partielle, lokale) Anfälle

A Elementar-partielle Anfälle (Bewusstsein ist erhalten)

1 Mit motorischen Symptomen
  a) fokal motorisch ohne March (lokale Ausbreitung)
  b) fokal motorisch mit March (Jackson-Anfälle)
  c) Versiv-Anfälle
  d) Haltungsanfälle
  e) phonatorisch (Vokalisation ohne Sprechhemmung)

2 Mit sensiblen/sensorischen Symptomen (einfache Halluzinationen wie Kribbeln, Lichtblitze, Summen)
  a) sensibel
  b) visuell
  c) olfaktorisch
  d) gustatorisch
  e) vertiginös

3 Mit vegetativen Symptomen (epigastrisches Gefühl, Blässe, Schweißausbruch, Erröten, Piloarrektion, Mydriasis)

4 Mit psychischen Symptomen (Störungen höherer kortikaler Funktionen)
  a) aphasisch (mit Sprachstörungen einhergehend)
  b) dysmnestisch (Déjà-vu-Erlebnisse)
  c) kognitiv (z. B. Dreamy State, Zeitsinnstörung)
  d) affektiv (Angst, Ärger usw.)
  e) Illusion (Makropsie)
  f) strukturierte Halluzinationen (z. B. Musik, Szenen)

B. Komplex-partielle Anfälle (mit Bewusstseinsstörung; können mit elementar-fokaler Symptomatik beginnen)

1. Elementar-fokaler Beginn mit nachfolgender Bewusstseinsstörung
  a) nur mit einfach fokalen Merkmalen (siehe A. 1—A. 4)
  b) mit Automatismen

2. Mit initialer Bewusstseinsstörung
  a) nur mit Bewusstseinsstörung
  b) mit Automatismen

C. Partielle Anfälle mit Entwicklung zu sekundär generalisierten Anfällen (generalisiert tonisch-klonisch, tonisch oder klonisch)

1. Elementar-partielle Anfälle mit Entwicklung zu generalisierten Anfällen
2. Komplex-partielle Anfälle mit Entwicklung zu generalisierten Anfällen
3. Elementar-fokale Anfalle, die sich über komplex-fokale zu generalisierten Anfällen entwickeln.

Anfallstyp generalisierte Anfälle (konvulsiv und nicht konvulsiv)

A.1. Absencen
- a) nur Bewusstseinsstörung
- b) mit milden klonischen Komponenten
- c) mit atonischen Komponenten
- d) mit tonischen Komponenten
- e) mit Automatismen
- f) mit vegetativen Komponenten (b—f können allein oder in Kombination auftreten)

A.2. Atypische Absencen
- a) ausgeprägtere Tonusveränderungen als in A.1.
- b) kein abrupter Anfang und Schluss

B. Myoklonische Anfälle, myoklonische Zuckungen (einzeln oder multipel)

C. Klonische Anfälle

D. Tonische Anfälle

E. Tonisch-klonische Anfälle

Nicht klassifizierbare Anfälle

Dazu zählen alle Anfälle, die aufgrund unzureichender oder unvollständiger Daten nicht klassifiziert werden können sowie einige, deren Klassifikation in bisher beschriebenen Kategorien nicht möglich ist. Dazu gehören manche Anfälle bei Neugeborenen, z. B. rhythmische Augenbewegungen, Kauern, Schwimmbewegungen.

Die zweite systematische Darstellung, die von der Internationalen Liga gegen Epilepsie verfasst wurde, berücksichtigt neben der Anfallsphänomenologie die Altersbindung, Prognose und Ätiologie und schafft somit die Entitäten. (Tab. 3.2) Die Unterscheidung zwischen generalisierten und lokalisationsgebundenen (fokalen) Anfällen wird auch bei dieser Klassifikation aufrecht erhalten, hinzu tritt die Unterteilung in idiopathische, kryptogene oder symptomatische Epilepsie. Dabei bedeutet idiopathisch, dass sich keine morphologische Läsion nachweisen lässt, es besteht aber eine genetische Disposition, die sich in einer Altersbindung und in einer familiären Häufung ausdrückt. Auch bei einem kryptogenen Anfallsleiden findet man keine krankhaften Untersuchungsergebnisse in der bildgebenden Diagnostik bzw. bei der klinisch neurologischen

Untersuchung. Es besteht weder eine genetische Disposition noch eine Altersbindung. Einem symptomatischen Anfallsleiden liegt dagegen eine strukturelle Schädigung und somit eine nachweisbare Ursache zu Grunde.

Tabelle 3.2. Übersicht der Hauptgruppen der Internationalen Klassifikation von Epilepsien mit zugeordneten Syndromen

A. Lokalisationsbezogene (fokale, lokale, partielle) Epilepsien und Syndrome

A.1 idiopathisch (mit altersbezogenem Beginn)

z. Zt. sind folgende Syndrome festgestellt, die jedoch erweitert werden können

- benigne Epilepsie im Kindesalter mit zentrotemporalem Spike (Rolando)
- Epilepsie im Kindesalter mit okzipitalen Paroxysmen
- primäre Leseepilepsie

A.2 kryptogen

- kryptogene Epilepsien sind wahrscheinlich symptomatisch und die Ätiologie ist unbekannt. Es lässt sich im Unterschied zu den symptomatischen Epilepsien also kein beweisender Befund erheben.

A.3 symptomatisch

- chronisch progressive Epilepsia partialis continua in der Kindheit (Kojewnikoff Syndrom)
- Syndrome gekennzeichnet durch Anfälle mit bestimmter Auslösung

B. Generalisierte Epilepsien und Syndrome

B.1 idiopathisch (mit altersbezogenem Beginn, aufgeführt nach Alter)

- benigne familiäre Neugeborenenkrämpfe
- benigne Neugeborenenkrämpfe
- benigne myoklonische Epilepsie des Kleinkindesalters
- Absencen-Epilepsie des Schulkindesalters (Pyknolepsie)
- juvenile Absencen-Epilepsie
- juvenile myoklonische Epilepsie (Impulsiv-Petit-Mal)
- Aufwach-Grand-Mal-Epilepsien (GTCS)
- sonstige generalisierte idiopathische Epilepsien
- Epilepsien mit ausgelösten Anfällen

B.2 kryptogen oder symptomatisch (altersentsprechend)

- West-Syndrom (infantile Spasmen, Blitz-Nick-Salaam Krämpfe)
- Lennox-Gastaut Syndrom
- Epilepsie mit myoklonisch-astatischen Anfällen
- Epilepsie mit myoklonischen Absencen

B.3 symptomatisch

B.3.1 nicht spezifische Ätiologie

- myoklonische Frühenzephalopathie
- frühe infantile epileptische Enzephalopathie mit „burst suppression"
- andere, nicht oben genannte symptomatische generalisierte Epilepsien

B.3.2 spezifische Ätiologie

C. Epilepsien und Syndrome – ungewiß ob fokal oder generalisiert

C.1 mit generalisierten oder fokalen Anfällen

- Neugeborenenkrämpfe
- schwere myoklonische Epilepsien des Kleinkindesalters
- Epilepsien mit kontinuierlichen Spike Waves während dem non-REM-Schlaf
- erworbene epileptische Aphasie (Landau-Kleffner-Syndrom)
- andere unbestimmte, nicht oben genannte Epilepsien

C.2 ohne eindeutig generalisierte oder fokale Merkmale
alle Fälle mit tonisch-klonisch generalisierten Anfällen, bei denen klinische und EEG-Befunde eine Klassifikation als eindeutig generalisiert oder lokalisationsbezogen nicht erlauben, wie z. B. Schlaf-Grand-Mal, das in vielen Fällen keine eindeutigen generalisierten oder fokalen Merkmale aufweist.

D. Spezielle Syndrome

D.1 Situationsbezogene Anfälle (Gelegenheitsanfälle)

- Fieberkrämpfe
- isolierte Anfälle oder isolierter Status epilepticus
- Anfälle, die nur bei akuten metabolischen oder toxischen Gelegenheiten auftreten

4 Symptomatik der Anfälle

4.1 Partielle Anfälle

Elementar-motorische Anfälle werden vom primären Motorkortex oder auch den supplementär-motorischen Arealen der kontralateralen Hemisphäre generiert. In Abhängigkeit davon finden sich myoklone, tonische oder klonische Entäußerungen, auch eine Minussymptomatik mit Paresen kann ein iktales Symptom darstellen. Dies ist abzugrenzen von einer postiktalen Lähmung (Todd-Parese), bei der das neurologische Defizit durch eine Untererregbarkeit des zuvor epileptisch aktiven Kortex bedingt ist und sich in der Regel in 1–2 Tagen wieder zurückbildet. Eine postiktale Lähmung findet sich insbesondere in Zusammenhang mit Anfällen bei Hirnläsionen (z. B. nach einem Hirntumor oder einer zerebralen Ischämie). In der Präfrontalregion generierte Anfälle können sich in komplexen Bewegungsschablonen oder Wendebewegungen zum epileptogenen Herd hin (Versivbewegungen) äußern.

Kommt es zum Wandern der Symptomatik vom distalen Extremitätenabschnitt nach proximal hin, spricht man von einem March oder Jackson-Anfällen.

Bei elementar-motorischen Anfällen lassen sich im Oberflächen-EEG während des Anfalls epilepsiespezifische Potentiale (Spikes und Sharp-Wave-Slow-Wave-Entladungen) ableiten. Dies muss allerdings bei einem sehr kleinen aktiven Areal oder einem tiefer gelegenen epileptogenen Fokus, der durch die Oberflächenelektroden nicht erreicht wird, nicht zwingend der Fall sein. Weitere typische Entladungen zu Beginn eines epileptischen Anfalls oder eines tiefer gelegen Fokus können rhythmische Entladungen aus dem Theta(5–7 Hz)- oder Delta(3–1 Hz)-Frequenzbereich sein. Im anfallsfreien Intervall kann das EEG völlig unauffällig sein, oder

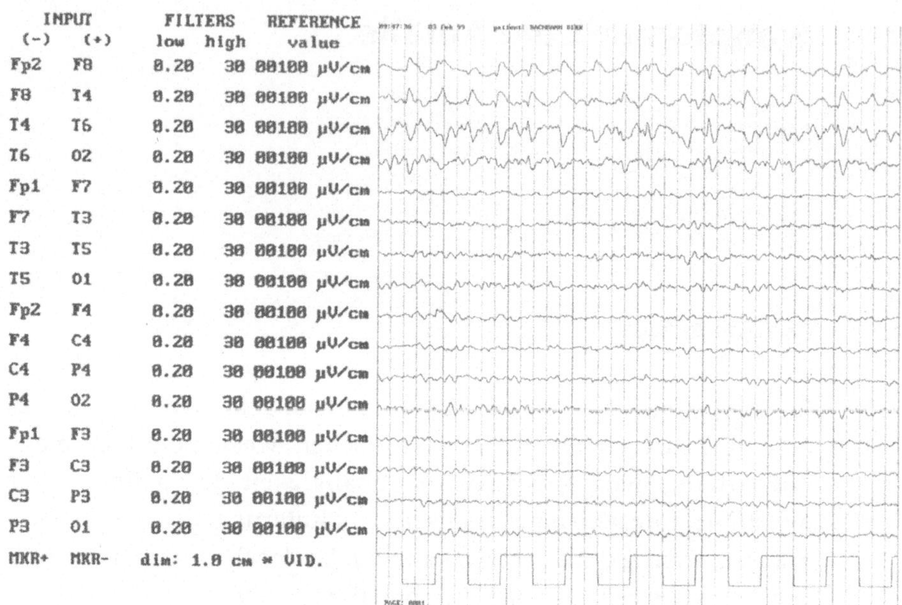

Abb. 4.1. Fokaler epileptogener Herdbefund rechts frontotemporal

aber einen Verlangsamungsherd bzw. intermittierend epileptogene Entladungen im betroffenen Areal zeigen. (Abb. 4.1).

Elementar-partielle Anfälle mit sensorischen Symptomen entstehen in der Postzentralregion oder den übrigen sensorischen Repräsentationskortizes in Temporal-, Parietal- oder Okzipitallappen. Typische Symptome sind Par- und Dysästhesien, selten besteht auch eine Algesie (mit und ohne March). Weitere Symptome sind akustische (Klopfen, Klingeln, Läuten), olfaktorische, visuelle und vertiginöse (Drehschwindel, Erbrechen) Wahrnehmungen. Die typischen EEG-Veränderungen entsprechen denen bei elementarmotorischen Anfällen.

Fokale Anfälle, die mit einer Bewusstseinsänderung einhergehen, werden unter dem Begriff **komplex-partielle Anfälle** zusammengefasst. Die Bewusstseinsänderung kann sich in einem isolierten Innehalten und einem Nicht-reagieren-können bei weiter bestehender Wahrnehmung bis hin zu einer längergehenden Amnesie äußern oder auch mit motorischen Phänomenen, z. B. Automatismen im Bereich der Hände oder oral, vergesellschaftet sein. Neben diesen Bewusstseinsänderungen finden sich charakteristische vegetative Symptome, wie etwa ein vom Magen aufsteigendes Übelkeitsgefühl, ferner Geruchswahrnehmungen, eine Sprachhemmung oder abnorme Sprachproduktion (nicht dominante oder dominante Hemisphäre), motorische Automatismen aber auch affektive und kognitive Wahrnehmungen (déjà vu, jamais vu). Diese Anfälle werden zu einem großen Teil im Temporallappen generiert, daneben können sie auch von Parietal-, Okzipital- und Frontallappen sowie mittelliniennahen Hirnstrukturen ausgehen. Durch die Möglichkeit simultan EEG und über Video die Anfallsphänomenologie zu erfassen, sind viele Erkenntnisse über die für die einzelnen Hirnregionen typischen Anfallsmuster verfügbar.

In Abgrenzung zur Absence, bei der die Bewusstseinsstörung plötzlich beginnt und endet und in der Regel nur Sekunden anhält, entwickelt sich beim komplex-partiellen Anfall die Bewusstseinsänderung eher langsam, das Ereignis dauert bis zu mehreren Minuten und endet typischerweise mit einer Reorientierungsphase, die sich über mehrere Minuten erstrecken kann während die Absence plötzlich endet und der Patient sofort wieder orientiert ist. Komplex-fokale Anfälle die vom Frontallappen ausgehen, können aufgrund ihrer zum Teil ausgestalteten Symptomatologie differentialdiagnostische Schwierigkeiten bei der Abgrenzung von psychogenen Anfällen bereiten. Sie treten häufig in Clustern auf, dauern nur kurz an (unter 60 Sekunden), enden abrupt und sind häufig schwer medikamentös beherrschbar.

4.2 Generalisierte Anfälle

Absencen sind durch eine kurze Bewusstseinsstörung meist ohne Begleitphänomene gekennzeichnet, imponieren klinisch als ein Innehalten (z. B. als Unterbrechung beim Schreiben) mit einem starren Blick. Sie dauern etwa 10 Sekunden an und sind durch ein plötzlichen Beginn und Ende charakterisiert. Allerdings kann die Bewusstseinsstörung auch auch von milden motorischen Phänomen wie Myoklonien oder Tonuserhöhung meist bilateral im Gesichts- oder Armbereich oder auch Bewegungsschablonen begleitet sein. Seltener sind **komplexe Absencen,** bei denen vegetative und motorische Komponenten gemeinsam auftreten. Die Abgrenzung gegenüber komplex-partiellen Anfällen kann klinisch schwierig sein. Beweisend ist die elektroenzephalographische Erfassung eines typischen generalisierten 3/Sekunde Spike-Slow-Wave EEG-Musters, am besten in Korrelation mit der Anfallsphänomenologie, durch eine Langzeit-EEG-Ableitung unter Simultan-Doppelbildbedingungen (Video und EEG). Den Absencen liegt keine symptomatische Ursache zugrunde, sondern man nimmt eine genetische Disposition an, die sich durch Zwillingsstudien mit einer Konkordanzrate bis zu 70% bei monozygoten Zwillingen nachweisen ließ. Auch bei klinisch asymptomatischen Angehörigen von Patienten mit einer Absencen-Epilepsie finden sich oftmals Spike-Wave-Komplexe im EEG. Das EEG im Anfall ist von einer generalisierten, gelegentlich asymmetrisch projizierten 2–4/Sekunde Spike-Slow-Wave-Aktivität (Abb. 1.3b) gekennzeichnet. Für den Zeitraum der EEG Veränderung besteht die Bewusstseinsstörung fort.

Myoklonische Anfälle sind durch in der Regel bilateral synchrone rhythmische Muskelzuckungen charakterisiert, die im Bereich des gesamten Körpers einzeln oder in Serie auftreten können.

Bei **klonischen Anfällen** sind klonische Zuckungen niederfrequenter als bei Myoklonien, die Frequenz nimmt im zeitlichen Ablauf weiter ab und die Amplitude der Bewegungen zu.

Atonische (astatische) Anfälle treten meist im Säuglings- und Kindesalter auf. Es kommt zu einem plötzlichen Tonusverlust der axialen Muskulatur, was zum Hinstürzen führen kann. Im EEG zeigt sich während des Anfalls typischerweise eine generalisierte 3/Sekunde Spike-Wave oder Polyspike-Waves sowie rhythmische Slow-Waves.

Ein unkomplizierter **tonisch-klonischer Grand-Mal-Anfall** dauert wenige Minuten. Es folgt in der Regel eine etwa 20-minütige postiktale Phase. In ca. 20% der Fälle geht dem Anfall eine sogenannte Aurasymptomatik, die auf einen fokalen Anfallsbeginn hindeutet voran, bevor es zum Bewusstseinsverlust mit Einleitung der tonischen Phase kommt. Diese dauert 10–30 Sekunden an und beginnt mit einer tonischen Verkrampfung zunächst der Gesichtsmuskulatur und dann der axialen Muskulatur. Durch die Anspannung der Stimmbandmuskulatur entsteht der sogenannte Initialschrei, auch zum Zungenbiss kommt es überwiegend in der tonischen Phase. Die Extremitäten sind entweder gestreckt oder vor dem Stamm gebeugt. In der anschließenden klonischen Phase kommt es über 30–60 Sekunden zu rhythmischen Zuckungen insbesondere der Extremitäten, die zunächst rasch und dann zunehmend langsamer ablaufen, bis es zur völligen Erschlaffung der Muskulatur kommt. Während der klonischen und tonischen Phase sind im EEG generalisierte Polyspike-, Spike-Wave- oder Sharp-Wave-Komplexe nachweisbar. In der sich an den Anfall anschließenden Postiktalphase findet sich im EEG für 30–60 Sekunden eine supprimierte elektrische Aktivität und dann ein Wiederauftreten generalisierter langsamer Tätigkeit im Sinne einer allgemeinen Verlangsamung. Klinisch imponiert ein Terminalschlaf. Risiken eines Anfalls sind knöcherne Verletzungen (Frakturen, Gelenkluxationen) durch die massive Muskelanspannung oder durch Stürze. Ein prolongiert verlaufender Anfall kann einen zerebralen Sauerstoffmangel zur Folge haben. Begleitphänomene und indirekte Hinweise auf einen abgelaufenen Grand-Mal-Anfall können unbemerkter Urin- oder Stuhlabgang, Muskelkater oder eine Zungenbiss sein.

Grand-Mal-Anfälle können sowohl im Rahmen symptomatischer aber auch idiopathischer Epilepsien auftreten.

4.3 Wichtige epileptische Syndrome

Benigne fokale Epilepsien des Kindesalters zählen zu den fokalen idiopathischen Epilepsien. In Abhängigkeit von der Lokalisation des epileptogenen Fokus unterscheidet man zwei Formen, die sog. Rolando-Epilepsie mit zentrotemporalen Spitzen und die benigne Form mit okzipitalen Paroxysmen. Die Symptomatik ist bei der ersten durch sensomotrische fokale Anfälle im Gesichtsbereich, generalisierten tonisch-klonischen Anfällen und gelegentlicher verzögerter Sprachentwicklung gekennzeichnet. Bei der zweiten Form bestehen visuelle Halluzinationen, Gesichtsfeldausfälle bis hin zu iktaler Blindheit und generalisierten tonisch-klonischen Anfällen. Die Anfälle treten zumeist zwischen dem 2. und 12. Lebensjahr auf, der neurologische Untersuchungsbefund und die psychomotorische Entwicklung sind unauffällig. Die Prognose ist günstig, das Anfallsleiden sistiert spontan um das 15. Lebensjahr. Man vermutet eine genetisch determinierte Ursache.

Mesiale Temporallappenepilepsie ist die häufigste Form der fokalen Epilepsien. In Abhängigkeit davon, ob sich eine Ursache nachweisen lässt oder nicht, spricht man von symptomatischer oder kryptogener Form. In einigen Fällen ist eine hippokampale Sklerose zu erkennen, wobei bislang unklar ist, ob diese Folge oder Ursache der Epilepsie ist. Gehäuft findet sich auch eine Anamnese komplizierter Fieberkrämpfe im Kleinkindesalter. Weitere Ursachen sind AV-Missbildungen, Störungen der Zytoarchitektonik, Oligodendrogliome, Astrozytome, Gangliogliome und Traumen mit fokaler Gliose. 80–90% aller Temporallappenepilepsien haben ihren Ursprung in den mesialen Strukturen des amygdalohippokampalen Komplexes.

Typische Anfallsform sind komplex-fokale Anfälle mit Bewusstseinsänderung und oroalimentären Automatismen, die oft durch eine Aura mit epigastrischen, emotionalen oder viszeralen Sensationen eingeleitet werden. In 50% der Fälle bestehen zusätzlich generalisierte tonisch-klonische Anfälle isoliert (z. B. als Schlaf-Grand-Mal) oder sekundär generalisierend.

Die Anfallsfreiheit mittels medikamentöser Therapie liegt bei 40–50%, bei Therapieresistenz ist die Durchführung eines epilepsiechirurgischen Eingriffes zu überlegen.

Die **Frontallappenepilepsien** stellen die zweithäufigste Form der fokalen Epilepsien da. Neben Anfällen aus der Präzentralregion, die als elementar-motorische oder auch Jackson-Anfälle (mit March) ablaufen, finden sich bei von der supplementär motorischen Rinde ausgehenden Anfällen asymmetrische Versiv-Anfälle aller Extremtitäten (Fechterstellung) oder auch Blickwendungen. Komplexfokale Anfälle des Frontallappens beginnen oft mit einer Aura und sind durch komplexe zum Teil bizarr anmutende Bewegungsmuster und auch Vokalisationen charakterisiert, sie generalisieren häufig rasch. Die Anfallsfrequenz kann mehrere Anfälle pro Tag betragen. Die medikamentöse Einstellung kann sich schwierig gestalten.

Die **Okzipitallappenepilepsie** ist wesentlich seltener als Frontal- und Temporallappenepilepsien und ist in der Regel Folge einer strukturellen Läsion wie Gliomen, arterio-venösen Gefäßmalformationen oder kortikalen Dysplasien. Die Anfallsphänomenologie beginnt meist mit visuellen Halluzinationen, Nystagmus, iktaler Blindheit, Blickwendung und ist im weiteren Verlauf durch die häufige Anfallspropagation in Frontal- oder Temporallappen (s.o.) charakterisiert. Epilepsietypische Potentiale projizieren sich meist auf den posterotemporalen Bereich und sind somit zur Lokalisation nur bedingt verwertbar. Zeigt sich eine entsprechende Pathologie im Kernspintomogramm (MRI) müssen Befund und Anfallsleiden auf seinen ursächlichen Zusammenhang hin abgeklärt werden.

Eine **Parietallappenepilepsie** ist sehr selten und bezüglich ihrer Symptomatologie ähnlich wie Okzipitallappenanfälle von dem Areal, in das die epileptische Aktivität sich ausbreitet, bestimmt, zumal große Bereiche in Bezug auf typische Anfallssymptome klinisch stumm sind.

Als typische Anfallsphänomene finden sich in einigen Fällen Drehschwindel und visuelle Halluzinationen. Im EEG lassen sich selten parietale Herdbefunde nachweisen, es findet eine Projektion nach temporal statt.

Die wichtigsten Formen primär **generalisierter Epilepsien** sind die Absencen-Epilepsien, das Impulsiv-Petit-Mal, das West- und das Lennox-Syndrom sowie der primäre Aufwach-Grand-Mal.

Bei der **Absence-Epilepsie des Kindesalters** mit einer Prävalenz von 8% handelt es sich um eine häufige idiopathische Epilepsie, die genetisch determiniert ist. In bis 15% der Fälle sind Familienangehörige (Eltern/Geschwister) ebenfalls betroffen.

Die Erkrankung manifestiert sich im Alter von 5–10 Jahren. Auffälligkeiten in der neurologischen Untersuchung und in den bildgebenden Verfahren treten nicht auf. Die Absencen sind im EEG von einem generalisierten, bilateral synchronen 3/s Spike-Wave-Muster begleitet. Treten bis zu Hundert Anfälle am Tag auf spricht man von einer Pyknolepsie. In 40% der Fälle kommt es zu Grand-Mal-Anfällen. Die Prognose ist günstig, bis zu 80% heilen im Erwachsenenalter vollständig aus. In der Regel sind die Anfälle gut medikamentös beherrschbar. Es ist aber auf eine frühzeitige Behandlung zu achten,

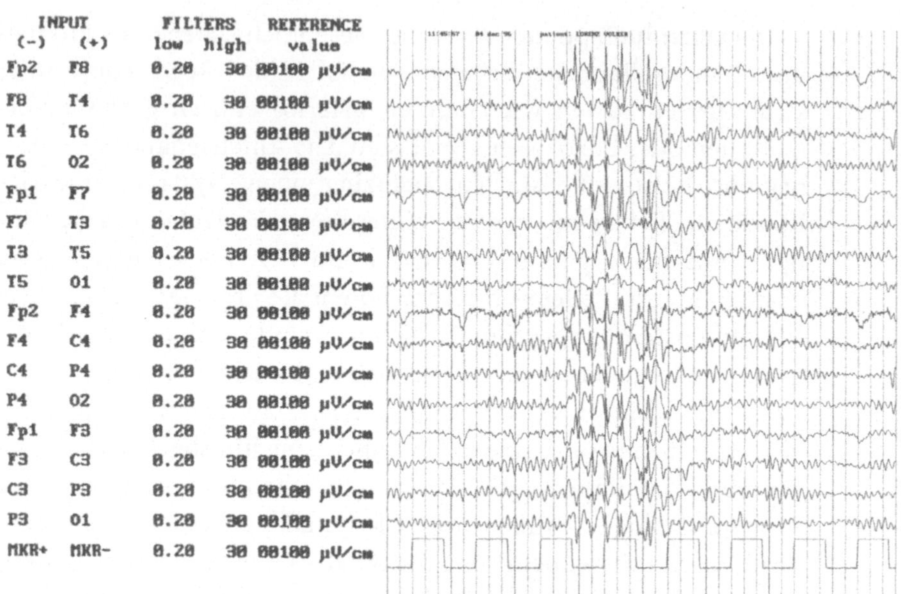

Abb. 4.2. Generalisierte Spike-Wave-Komplexe bei Absencen-Epilepsie

gerade zu Beginn werden Absencen nicht als zerebrale Anfälle erkannt sondern als Aufmerksamkeitsstörung verkannt.

Die **juvenile Absencen-Epilepsie** beginnt in einem Alter von 10–17 Jahren. Es handelt sich um eine idiopathische genetisch determinierte Epilepsie. Bis zu 80% der Betroffenen haben zusätzlich Grands Maux, die häufig morgens nach dem Aufwachen, besonders nach Schlafentzug und vermehrtem Alkoholgenuss, gehäuft auftreten. Das EEG ähnelt dem bei der Absencen-Epilepsie im Kindesalter, ist nur oft etwas rascher als 3/s und weist zudem Polyspikes auf. Die Prognose ist günstig, 80% heilen aus. Die Anfälle sind oft medikamentös gut beherrschbar.

Bei der **juvenilen myoklonischen Epilepsie (Impulsiv-Petit-Mal)** liegt die Prävalenz bei 10% aller Epilepsien. Es besteht ein Chromosomendefekt auf dem kurzen Arm von Chromosom 6. Das Erkrankungsalter liegt zwischen 12 und 18 Jahren. Im EEG finden sich generalisierte bilateral synchrone 4–6/s Polyspike-Wave-Komplexe (Abb. 4.2).

In 90% der Fälle bestehen neben den morgendlichen myoklonischen Zuckungen zusätzlich Grands Maux. Schlafentzug und Alkoholkonsum können Anfälle provozieren.

In 90% der Fälle sind die Patienten unter einer medikamentösen Therapie anfallsfrei, diese muss aber oft lebenslang fortgeführt werden.

Die **Aufwach-Grand-Mal-Epilepsie** gehört zu den idiopathischen, genetisch determinierten und altersgebundenen (2. Lebensdekade) Epilepsien. Der klinisch neurologische Befund und die bildgebende Diagnostik sind unauffällig. Leitsymptom sind Grand-Mal-Anfälle, die häufig an die Aufwachphase oder den frühen Abend gebunden sind. Typisch (wie bei allen idiopathischen Anfallsleiden) ist auch die mögliche Anfallsprovokation durch Schlafentzug oder vermehrten Alkoholgenuss. Neben der medikamentösen Therapie, die häufig lebenslang erforderlich ist, ist auf eine ausgeglichene Lebensführung zu achten. In 70–80% der Fälle lässt sich Anfallsfreiheit durch eine medikamentöse Therapie erreichen.

Bei dem **West-Syndrom** unterscheidet man eine symptomatische von einer idiopathischen Form. Der vorwiegend im Säuglingsalter auftretenden Erkrankung können ursächlich eine Anlagestörung des Gehirns (tuberöse Hirnsklerose, Balkenaplasie, Neurofibromatose) oder eine peri- oder postnatale Schädigung (Hypoxie, zerebrale Ischämie und Infektionen) zugrunde liegen. Die Anfälle setzten sich aus drei Komponenten: myoklonische (Blitz-Nick) und tonische Beugekrämpfe (Salaam-Anfälle) zusammen. Nach kurzen Zuckungen kommt es zu einer Kopfbeugung und dann zu einem gleichzeitigen Anheben von Armen und Beinen. Die Anfälle können in Clustern von bis zu 40 Anfällen am Tag auftreten.

Im EEG findet sich typischerweise eine Hypsarrhythmie mit hochamplitudigen irregulären langsamen Wellen und multifokalen Spitzen. Der neurologische Untersuchungsbefund ist meist auffällig (Taubheit, Blindheit, zentrale Paresen) und es resultiert eine psychomotorische Retardierung.

Die Prognose ist ungünstig, in 60% der Fälle sistieren zwar die BNS-Anfälle, es treten dann aber andere Anfälle (Grands Maux, astatische Anfälle oder Absencen) auf.

Der Erkrankungsbeginn bei dem **Lennox-Gastaut-Syndrom** liegt zwischen 1. und 8. Lebensjahr mit einem Maximum um das 4. Lebensjahr. Auch hier unterscheidet man kryptogenetische (20–30%) von symptomatischen (70–80%) Formen. Bei 30–40% der Fälle geht dem Syndrom ein West-Syndrom voraus.

Weiterhin kommen als Ursache der Erkrankungen neurokutane Syndrome, Hypoxien, zerebrale Ischämie und ZNS-Infektionen neben einer genetischen Disposition bei den kryptogenen Formen in Betracht.

Es finden sich bei den einzelnen Patienten neben Grands Maux, Absencen, komplexe Absencen, astatische Anfälle und tonische Anfälle. Die klinisch neurologische Untersuchung zeigt meist Auffälligkeiten, und es besteht eine psychomotorische Retardierung. Das MRI des Gehirns weist neben evtl. fokalen Veränderungen eine generalisierte Atrophie aus. Die Prognose ist insgesamt eher ungünstig, häufig bestehen täglich Anfälle, in nur 20% der Fälle sistiert das Anfallsleiden.

5 Semiologische Klassifikation epileptischer Anfälle

Bemühungen um eine Vereinfachung der derzeit gültigen Klassifikation einmal nach Anfallsformen und zum anderen nach epileptischen Syndromen gehen insbesondere von den epilepsiechirurgisch tätigen Epileptologen aus. Das Resultat ist die 1998 veröffentlichte semiologische Klassifikation epileptischer Anfälle, die eine syndromale Einheit von Symptomatik anstrebt. Sie soll als Diskussionsgrundlage für die geplante Revision der IKEA dienen.

Durch die simultane Aufzeichnung epileptischer Anfälle mit Video und EEG haben sich viele neue Erkenntnisse zu Anfallsformen und Epilepsiesyndromen sammeln lassen, nämlich dass beide nicht in einer 1:1 Beziehung stehen, sondern dass vielfältige Verknüpfungen möglich sind. Daher erscheint es sinnvoller, eine rein klinische Beschreibung ohne Berücksichtigung des EEG vor zu nehmen. Das EEG wird nur zur Differenzierung von epileptischem oder nicht epileptischem Geschehen verwandt. Der semiologischen Klassifikation gemäß werden die Anfallssymptome den vier Kategorien: Wahrnehmung, Bewusstsein, Vegetativum, Motorik zugeordnet. Ein Anfall kann sich in nur einer oder mehreren Kategorien abspielen. Es werden 4 Anfallsformen nämlich Aura, dialeptischer Anfall, vegetativer Anfall und motorischer (komplex-motorischer und einfach-motorischer) Anfall unterschieden. Als „dialeptisch" werden Anfälle bezeichnet, bei denen die Bewusstseinsstörung im Vordergrund steht. Dies entspricht nach der IKEA sowohl den Absencen als auch den psychomotorischen Anfällen. Es handelt sich um eine rein am klinischen Symptom orientierte Klassifikation; der dem Anfall zugrunde liegende elektroklinische Komplex (eine fokale bzw. eine generalisierte Epileptogenese) bleibt unberücksichtigt.

Tabelle 5.1. Anfallsklassifikation

1	**Generalisierter epileptischer Anfall**[b]
2	**Aura**
2.1	somatosensible Aura[b]
2.2	visuelle Aura[a]
2.3	auditorische Aura[a]
2.4	olfaktorische Aura
2.5	gustatorische Aura
2.6	vegetative Aura
2.7	epigastrische Aura
2.8	psychische Aura
3	**Dialeptischer Anfall**[b]
3.1	typischer dialeptischer Anfall[b]
4	**Vegetativer Anfall**[a]
5	**Motorischer Anfall**[a,b]
5.1	einfach-motorischer Anfall[a,b]
5.1.1	epileptischer Spasmus[a]
5.1.1.1	myoklonischer Anfall[a]
5.1.1.2	tonischer Anfall[a]
5.1.2	klonischer Anfall[a]
5.1.3	tonisch-klonischer Anfall[a]
5.1.4	komplex-motorischer Anfall[b]
5.2	hypermotorischer Anfall[b]
5.2.1	automotorischer Anfall[b]
5.2.3	gelastischer Anfall[b]
6	**Besondere Anfallsformen**
6.1	atonischer Anfall[a]
6.2	negativ myoklonischer Anfall[a]
6.3	astatischer Anfall
6.4	akinetischer Anfall[a,b]
6.5	aphasischer Anfall[b]
6.6	hypomotrischer Anfall[b]
7	**Unklassifizierter Anfall**

[a] Anfallsformen, deren somatotope Lokalisation angegeben werden kann

[b] Anfallsformen, deren iktale oder postiktale Semiologie auf die Hemisphäre des Anfallsursprungs hinweist. Jede Anfallsform kann auch als Status epilepticus auftreten.

Vorteile nach Einschätzung der Autoren dieser Klassifikation von Anfällen sind, dass die Terminologie einfach ist und verbreitete Begriffe gebraucht werden (z. B. Aura). Somatotrope Lokalisationen des Anfallsgeschehens werden berücksichtigt, wodurch eine genaue Anfallslokalisation möglich wird (klonischer Anfall, linke Hand). Die Evolution epileptischer Anfälle wird deutlich, einzelne Anfallsformen werden als Komponenten verstanden, und jede Sequenz von aufeinander folgenden Anfallsformen kann ausgedrückt werden. Aufgrund der hierarchischen Struktur des Systems ist eine Klassifikation auch bei nur ungenauen Angaben auf einem entsprechend wenig detaillierten Niveau möglich, und die Klassifikation ist nicht von anderen Befunden abhängig. Es wird sprachlich klar zwischen epileptischem Anfall und Syndrom unterschieden.

Welche Bedeutung dieser Klassifikationsvorschlag erhalten wird, bleibt abzuwarten. Bislang gelten die oben ausführlich dargestellten Klassifikationssysteme der IKEA.

6 Diagnostik

Ziel diagnostischer Maßnahmen nach einem ersten epileptischen Anfall sind die Abklärung einer möglichen symptomatischen Ursache und die Abklärung von Hinweisen für das Vorliegen eines epileptischen Syndroms. Wesentlich ist eine gründliche Anamneseerhebung von dem Patienten sowie eine Fremdanamnese durch den Arzt. Die genaue Beschreibung von Anfangssymptomen vor dem Auftreten einer evtl. Bewusstseinsveränderung kann Aufschluss auf das anfallgenerierende Hirnareal geben. Die Anfallssemiologie, also die Beschreibung der Symptomatik erlaubt Rückschlüsse auf das Vorliegen eines epileptischen Syndroms. Eine tageszeitliche Bindung oder Provokationsfaktoren (Schlafentzug, Alkoholentzug) sollten ebenso erfragt werden, wie typische Anfallsymptome, die als solche in der Vorgeschichte nicht erkannt aber rückblickend so zu bewerten sind. Indirekte Hinweise auf einen zerebralen Anfall wie Zungenbiss, ein blutiges Kopfkissen, spontaner Urin- bzw. Stuhlabgang oder Muskelkater sind zwar nicht beweisend, können aber das Gesamtbild komplettieren.

Die klinisch neurologische Untersuchung kann Hinweise auf ein fokal neurologisches Defizit geben und die oben erwähnten indirekten Zeichen wie Zungenbiss oder auch Muskelkater belegen. Unmittelbar nach einem Anfall können Primitivreflexe oder andere Enthemmungsphänomene wie ein positives Babinski-Phänomen oder ein Palmo-Mental-Reflex nachweisbar sein. Nach einem generalisierten zerebralen Krampfanfall sind Frakturen oder Gelenkluxationen auszuschließen.

Nach einem erstmaligen Krampfanfall muss eine **bildgebende Diagnostik** zum Ausschluss symptomatischer Ursachen erfolgen. Hierbei spielt das kranielle Computertomogramm (CCT) eine Rolle in der Notfalldiagnostik, bei Patienten mit Kontraindikationen für das Kernspintomogramm (MRI) (z. B. Metallclip, Herzschrittmacher) aber auch zur Untersuchung von Verkalkungen, die sich im MRI nicht hinreichend darstellen lassen. Das Diagnostikum der ersten Wahl ist jedoch die Kernspintomographie (MRI) mit Darstellung des Gehirns in T1- und T2-Wichtung ohne und mit Kontrastmittel. Die Darstellung pathologischer Befunde bei Patienten mit epileptischen Anfällen ist im MRI mit 50–80% der Fälle dem CCT mit in 40–50% der Fälle deutlich überlegen. Die Temporalregion sowie die knöcherne Schädelbasis lassen sich artefaktfrei darstellen. Kleinere Läsionen, wie Gliosen und insbesondere die Ammonshornsklerose mediobasaler Temporallappenanteile, kleinere Tumoren und Migrationsstörungen entgingen vor der MRI-Ära häufig dem diagnostischen Nachweis. Es gilt allerdings nicht nur pathologische Befunde darzustellen, sondern auch deren Bedeutung bezüglich des aufgetretenen Anfalls zu bewerten.

Neben der rein morphologischen Darstellung besteht auch die Möglichkeit der funktionellen Diagnostik. Der zerebrale Stoffwechsel kann durch die Positronen-Emissionstomographie (PET) und der regionale Blutfluss mit der Single-Photon-Emission-Computed-Tomography (SPECT) untersucht werden. Zur Abklärung epileptologischer Fragestellungen werden bei der PET-Untersuchung neben Glucose als Marker des Energiemetabolismus auch Marker zur Darstellung von Benzodiazepinrezeptoren verwendet. Die SPECT-Untersuchung mit Tc-HMPAO dient zur Darstellung der regionalen Hirndurchblutung und zeigt bei 50–75% der Patienten mit einer fokalen Epilepsie interiktal hypoperfundierte Areale, während iktale Untersuchungen u. U. eine regionale Hyperperfusion zeigen können. Beide Untersuchungsmethoden gehören aber nicht zur Standarddiagnostik sondern sind speziellen Fragestellungen wie der präoperativen Epilepsiediagnostik vorbehalten. Noch in der Entwicklung begriffen ist die Kombination von funktioneller Kernspintomographie mit EEG-Ableitung.

Das **EEG** als rein funktionelles Verfahren spielt in der diagnostischen Einordnung epileptischer Anfälle, aber auch zur Sicherung epileptischer Syndrome weiterhin eine wichtige Rolle. Mit der EEG-Ableitung, die bei dieser Fragestellung mindestens 30 Minuten dauern sollte, kann man bei ca. 50% der Anfallspatienten interiktal epilepsietypische Potentiale erfassen. Ein generalisiertes 3–4/s Spike-Wave-Muster weist auf ein primär generalisiertes Syndrom hin. Speziellere EEG-Verfahren stellen Langzeitableitungen mit gleichzeitiger Videoaufzeichnung als sogenannte Simultan-Doppelbild-Aufzeichnung (SDA-Ableitung) des Patientin zur Korrelation von Anfallssemiologie und EEG-Muster dar. Mittels Provokationsverfahren wie Schlaf-EEG oder EEG-Ableitung nach Schlafentzug lassen sich epilepsietypische Entladungen gehäuft provozieren. Sie dienen der Einordnung eines epileptischen Syndroms. Hilfreich kann auch die Hinzunahme weiterer Elektrodenpositionen zur besseren Erfassung häufiger epileptogener Hirnareale (z. B. Temporallappen) mit tieftemporalen oder Sphenoidal-Elektroden sein. Eine invasive Elektrodenimplantation mit Subdural-Elektroden wird zur Lokalisationsdiagnostik im Rahmen der prächirurgischen Epilepsiediagnostik verwendet.

Laborchemische Untersuchungen dienen zur Abklärung symptomatischer Ursachen wie Elektrolytverschiebungen, Hypoglykämien sowie gestörter Leber- oder Nierenfunktion. Verlaufsuntersuchungen der Muskelkreatinkinase im Serum können auf einen stattgehabten zerebralen Krampfanfall hindeuten. Die Bestimmung des Serumprolaktinspiegels kann zur Abgrenzung von psychogenen Anfällen hilfreich sein. Ein Prolaktin-Anstieg im Serum mit einem Maximum nach ca. 30 min nach dem Anfall und nachfolgendem Absinken weist auf einen stattgehabten epileptischen Anfall hin.

7 Therapieprinzipien

Bei der Behandlung epileptischer Anfälle sind zum einen die direkte Anfallssituation selbst, in besonderem Maße aber die Therapie der Erkrankung „Epilepsie und epileptischer Anfall" darzustellen, wobei sich insbesondere für letzteres viele Diskussionsmöglichkeiten und Standpunkte über Indikationen, Behandlungsdauer und Behandlungsstrategie vertreten lassen. Wir möchten hier die vorherrschende Meinung in der deutschen Epileptologie wiedergeben, aber auch auf konträre Standpunkte hinweisen.

7.1 Erstversorgung des generalisierten tonisch-klonischen Anfalls

Ein tonisch-klonischer Anfall ist für Außenstehende zumeist ein dramatisch und bedrohlich wirkendes Ereignis, das die Erfordernis möglichst eingreifenden Handelns impliziert. Leider führt dies auch heute noch sehr oft zu einer therapeutischen Überreaktion durch erstversorgende Ärzte, die gelegentlich sogar mit einer Gefährdung des Patienten einhergehen kann. Daher sollen hier auf Grundprinzipien der Erstversorgung hingewiesen werden und Vorschläge für ein problemorientiertes Vorgehen gemacht werden.

Ein tonisch-klonischer Anfall läuft nach relativ festen Kriterien ab. Unabhängig davon, ob fokale Anfallssymptome vorausgehen oder nicht, beginnt der generalisierte Anfall mit einer generalisierten tonischen Verkrampfung der gesamten Muskulatur, die z. B. zu einem Luftaustreiben aus dem Brustkorb führt, was gemeinhin als Initialschrei beschrieben wird. In dieser Phase kommt es zumeist zur Einklemmung der Zunge zwischen die Kiefer und somit zum Zungenbiss. Die fehlende Atemtätigkeit in dieser Phase sowie der verminderte venöse Rückfluss führen dazu, dass das Gesicht des

Patienten geschwollen und zyanotisch aussieht. Nach 1–2 Minuten folgt die klonische Phase mit generalisiertem rhythmischen Zukken, vor allem der Extremitäten, das langsam nachlässt. Der gesamte Anfall dauert etwa 3–5 Minuten und es folgt eine Phase mit Bewusstlosigkeit jedoch ruhiger Atemtätigkeit, in der sich der Patient langsam wieder reorientiert.

Gefahren für den Patienten gehen bei einem solchen „unkompliziertem Anfall“ nicht durch die zerebralen epileptischen Entladungen sondern evtl. durch die resultierenden Muskelverkrampfungen aus. Durch den Sturz sowie das Schlagen der Extremitäten besteht dic Gcfahr der Verletzung an scharfen Gegenständen. Nicht selten sind Wirbelkörperfrakturen. Es gilt also, den Patienten aus einer gefährlichen Umgebung zu bergen, insbesondere wenn ein Anfall im Gefahrenbereich laufender Maschinen auftritt. Die Zuckungen sollten nicht durch ein zwanghaftes Fixieren des Patienten verhindert werden, da dies eher ernste Verletzungen von Bändern oder Knochen bedingt.

Ist der Anfall beendet, wird der Patient bei fortbestehender Bewusstlosigkeit in eine stabile Seitenlage gebracht, und die Vitalparameter, insbesondere die Atmung sind zu kontrollieren, da die Gefahr der Aspiration besteht. Unter diesen Voraussetzungen kann unter Beobachtung das „Wachwerden“ des Patienten abgewartet werden. Sofern es in dieser Phase nicht zu einem erneuten Anfall kommt, ohne dass der Patient sein Bewusstsein wiedererlangt hat und somit die Gefahr eines epileptischen Status droht, besteht keine Veranlassung einer intravenösen antikonvulsiven Therapie etwa mit Benzodiazepinen. Während eines laufenden Anfalles ist es fast unmöglich, einen venösen Zugang zu legen, ein dann appliziertes Medikament wird erst nach Beendigung eines Anfalles seine Wirkung zeigen, die z. B. bei Benzodiazepinen zu einer Ateminsuffizienz führen kann und eine Intubation mit nachfolgender intensivmedizinischer Behandlung erforderlich macht. Ein solches Vorgehen ist bei einem einzelnen generalisierten Anfall unbedingt zu vermeiden. Sinnvoll ist es aber, wenn der Arzt zu einem unbekannten Patienten gerufen wird, in der postiktalen Phase einen venösen Zugang zu legen, um sich auf einen zweiten Anfall vorzubereiten. Entscheidend ist eine Anfallskontrolle, d. h. eine Beobachtung des

Patienten bis zur Wiedererlangung des Bewusstseins um dann vom Patienten anamnestische Hinweise auf das aktuelle Anfallsgeschehen bzw. über ein bekanntes Anfallsleiden zu erhalten. Das weitere Vorgehen wird von der individuellen Situation abhängen. Handelt es sich um ein bekanntes Anfallsleiden, bei dem der Patient mit der Situation vertraut ist, ist eine Krankenhauseinweisung nicht unbedingt erforderlich. Bei einem erstmaligen generalisierten Anfall muss der Patient zunächst notfallmäßig eingewiesen und die Diagnose abgeklärt werden. Eine Hilfe hierfür können fremdanamnestische Angaben über den Ablauf sein, etwa ob fokale Erscheinungen vorausgingen.

Ein anderes Handeln ist erforderlich, wenn es innerhalb kurzer Zeit zu einem erneuten Anfallsereignis kommt.

7.2 Status epilepticus

Unter Status epilepticus versteht man in Abgrenzung zum einzelnen epileptischen Anfall ein kontinuierliches epileptisches Geschehen oder Serien von Anfällen, zwischen denen keine Erholung, insbesondere keine Normalisierung des Bewusstseins auftritt. Dieser Zustand ist von einer Anfallsserie abzugrenzen, bei der zwischen den Anfällen der Normalzustand besteht. Diese Abgrenzung ist nicht nur formal, sondern von prognostischer und daher auch von therapeutischer Konsequenz, wenn man annimmt, dass die Pausen zwischen den Anfällen beim Status einer ausgeprägten Depression der bioelektrischen Hirnaktivität entspricht und keinesfalls als unvollständige Erholungsphase anzusehen ist.

Eher formal ist dagegen das Kriterium der zur Diagnosestellung erforderlichen Dauer des Zustandes, der beim Grand-Mal-Status zwischen 15 und 30 Minuten für den Einzelanfall und >30 Minuten für die Anfallsfolgen mit anhaltender Bewusstseinsstörung definiert ist. Sistiert ein einzelner Grand-Mal-Anfall nicht spontan nach ca. 3 Minuten, würde man zunächst von einem prolongierten Anfall und erst nach 15 Minuten von einem Status sprechen, was natürlich weder Sinn macht, noch das therapeutische Handeln beeinflussen darf.

Zu unterscheiden sind ein generalisierter und ein fokaler Status epilepticus sowie innerhalb der Gruppe der generalisierten Anfällen ein Grand-Mal- und Petit-Mal-Status.

7.2.1 Fokaler Status epilepticus

Kontinuierliche fokale epileptische Aktivität kann praktisch in allen Abschnitten des Neokortex aber auch im Hippokampus generiert werden und zu regionspezifischen klinischen Symptomen führen. Es gibt dennoch gewisse Prädilektionsstellen. So tritt eine Epilepsia partialis continua bevorzugt im Bereich des primären Motorkortex auf, bei der Muskelzuckungen entweder umschrieben oder mit Ausbreitung im Sinne eines Jackson-March erscheinen. Charakteristisch ist die Kojewnikoff-Form mit relativ umschriebenen Zuckungen zumeist der Hand oder des Armes, die nicht selten über Stunden oder Tage anhalten können. Ursächlich ist häufig eine frische ischämische Läsion in der rolandischen Region. Eine Sonderform stellen die im 2. bis 3. Lebensjahr auftretenden fokal motorischen Anfälle dar, die progredient zu einer Parese der betroffenen Extremität führen, später generalisieren können und letztlich zu einer schweren generalisierten Hirnschädigung führen. Dieses als Rasmussen-Enzephalitis bezeichnete Krankheitsbild weist histologisch eine chronische Entzündung des Gehirns auf. Neuere Erkenntnisse deuten durch den Nachweis von Glutamatrezeptorantikörpern auf einen Autoimmunmechanismus hin, der möglicherweise viral (Herpesviren) getriggert wird. Die Erkrankung ist schwer therapierbar. Neben einer antikonvulsiven Basistherapie sind immunorientierte und antivirale Therapieansätze indiziert, sollte es hierunter jedoch zu einem Fortschreiten der Symptomatik kommen, ist eine operative Therapie in Form einer Hemisphärektomie angezeigt, die möglichst vor dem Übergreifen auf die andere Hemisphäre erfolgen sollte.

Seltener sind andere epileptische Herdsymptome, wie z. B. Aphasien, sensible oder visuelle epileptische Staten.

Dem komplex-partiellen Status epilepticus liegt ebenfalls eine zumeist im mesialen Temporallappen generierte Daueraktivität zugrunde, die zwar Ähnlichkeiten mit den typischen Temporallappenanfällen aufweist, jedoch in praxi nicht selten differentialdiagnostische Schwierigkeiten bereitet. Selten findet man eine Aura continua mit entsprechenden vegetativen Symptomen, im Vordergrund stehen häufig psychiatrische Auffälligkeiten mit Antriebsstörungen, emotionaler Labilität mit Agitiertheit und Stimmungsschwankungen, formalen Denkstörungen und psychomotorischer Unruhe. Eine gestörte Orientierung, ausgeprägte kognitive Defizite und auch Vigilanzstörungen weisen zumeist auf eine organische Psychose hin, wobei die Patienten nicht selten mit dem Verdacht auf eine Enzephalitis vorgestellt werden.

Die Diagnose der motorische Epilepsia partialis continua erfolgt zumeist klinisch und wird im EEG durch den Nachweis rolandischer regulärer Spike-Wave-Komplexe bestätigt. Bei den partiellkomplexen Anfällen, die also mit einer Bewusstseinsstörung einhergehen, hat das EEG eine sehr viel größere diagnostische Bedeutung. Neben generalisierten Veränderungen in Form von rascher Spike-Aktivität oder auch langsamen Theta-Wellen treten mediotemporal betonte kontinuierliche Sharp-Wave- oder Sharp-Slow-Waves-Komplexe auf. Eine diagnostische Hilfe insbesondere bei generalisierten Verlangsamungen kann die probatorische Gabe von Clonazepam (1,0 mg i.v.) sein, die sowohl zu einer klinischen Besserung als auch zu einer Normalisierung des EEG führt.

7.2.2 Generalisierter Status epilepticus

Ein Grand-Mal-Status tritt bei idiopathischen und noch häufiger bei symptomatischen Epilepsien auf, kann aber auch im Rahmen von Gelegenheitsanfällen, etwa nach Alkohol- oder Medikamentenentzug, auftreten. Im Gegensatz zu einem einzelnen Grand-Mal-Anfall kann ein generalisierter Anfallsstatus zu einer Hirnschädigung führen. Insbesondere das Hirnödem scheint prognostisch entscheidend. Die Letalität nimmt mit zunehmender Statusdauer zu. Ein Status epilepticus ist daher eine Notfallsituation, die eine rasche medikamentöse Durchbrechung erfordert. Therapiealgorhythmen sind für die präklinische und die klinische Situation zu erstellen.

Beim Ersteinsatz ist der Patient zunächst zu lagern, es ist auf freie Luftwege zu achten und ein intravenöser Zugang zu legen.

Zur Sofortbehandlung wird ein Benzodiazepin (Clonazepam 1–2 mg intravenös bei Erwachsenen, 0,5–1,0 mg bei Kindern; Diazepam 10–20 mg bei Erwachsenen, bei Kindern entweder 5–10 mg i.v. oder 20 mg als Rektiole; oder Lorazepam 2 mg i.v.) appliziert. Gleichzeitig wird Phenytoin (Diphenylhydantoin, DPH) entweder als Kurzinfusion mit 750 mg in 250 ml NaCl-Lösung über 20–30 Minuten oder 250 mg langsam i.v. gegeben. Hierbei sollte beim Patienten das EKG überwacht und der Patient rasch in eine Klinik gebracht werden. Sistieren die Anfälle unter dieser Behandlung nicht, sind sowohl die Gabe von Benzodiazepinen als auch von Phenytoin zu wiederholen, in vielen Fällen ist eine Intubation nicht vermeidbar.

Unter intensivmedizinischen Bedingungen wird zunächst durch weitere Erhöhung der Phenytoin- und Benzodiazepin-Dosis bei gleichzeitiger Behandlung des Hirnödems versucht, durch Hyperventilation und ggf. Gabe von Dexamethason, den Status zu durchbrechen. Atmungs-, Kreislauf- und metabolische Parameter sind engmaschig zu kontrollieren und zu korrigieren. Ist dies weiterhin nicht ausreichend, ist eine Thiopentalnarkose angezeigt. Diese muss von einem EEG-Monitoring begleitet werden, da bei schwächer werdender motorischen Entäußerungen - insbesondere bei vorheriger Verwendung von Benzodiazepinen oder anderen Muskelrelaxantien etwa zur Intubation - nur im EEG erkennbar ist, ob noch epileptische Aktivität besteht. Die Thiopental-Dosis richtet sich nach dem EEG-Muster. Eine ausreichende Dosis ist erreicht, wenn ein sogenanntes Burst-Suppression-Muster zu erkennen ist, d. h. nur kurze Phasen hirnelektrischer Aktivität bei weitgehender isoelektrischer Stille abgrenzbar sind.

Nach Durchbrechen des Status bedarf es weiterer diagnostischer Maßnahmen, um die Ursache abzugrenzen und einen erneuten Status zu verhindern. Der Einsatz bildgebender Verfahren ist jetzt erforderlich, ggf. auch die Untersuchung des Liquors.

Der Grand-Mal-Status ist mit einer Letalität von bis zu 25% ein vital bedrohliches Krankheitsbild. Todesfälle treten zumeist bei unzureichender intensivmedizinischer Betreuung auf mit nicht ausreichendem Erkennen und Behandeln der medikamentösen Nebenwirkungen und der pulmonalen und metabolischen Komplikationen. Es gibt aber auch Anfallsstaten, die trotz optimaler Therapie refraktär sind.

7.3 Medikamentöse Therapie der Epilepsie und epileptischer Anfälle

Wie in Kapitel 7 und 9 noch ausgeführt wird, ist die Behandlung von Epilepsiepatienten eine komplexe therapeutische Herausforderung, die idealerweise das Zusammenarbeiten von Ärzten, Psychologen und Psychotherapeuten bei der Arzneimittel-, Ergo- und physikalischen Therapie sowie Sozialberatung bedingt. Zum Glück ist diese Maximaltherapie bei einem großen Teil der Patienten nicht erforderlich, und auch von unserem derzeitigen Gesundheitssystem nicht zu leisten. Die Grundprinzipien einer solchen Betreuung sind jedoch stets zu berücksichtigen, in praxi wird eine medikamentöse Therapie die dominierende Behandlungsform sein. Dabei sind die nachfolgenden Aspekte zu berücksichtigen.

7.3.1 Behandlungsziele

Das **Behandlungsziel** ist zunächst die symptomatische Anfallsfreiheit, langfristig wird aber ein Ausheilen der Erkrankung Epilepsie angestrebt. Dieses Ziel muss sich an den individuellen Voraussetzungen orientieren und muss etwa intolerable Nebenwirkungen einer medikamentösen Behandlung berücksichtigen. Auch gibt es durchaus Situationen, in denen eine Anfallsfreiheit zu einer psychosozialen Dekompensation führen kann, was rechtzeitig erkannt und in die therapeutischen Überlegungen miteinbezogen werden muss.

Schwieriger ist es, ein Behandlungsziel für vermeintlich therapieresistente Anfälle zu formulieren. Hier ist noch sorgfältiger und individueller das Therapieoptimum aus Aufwand, Ergebnis und Begleitwirkungen zu definieren.

7.3.2 Behandlungsindikationen

Eine medikamentöse Behandlung ist bei chronischen, d. h. **wiederkehrenden Anfällen** und möglicherweise auch bei Anfällen mit erhöhter Gefahr einer Wiederholung indiziert. Hieraus ist zunächst abzuleiten, dass ein erstmaliger Anfall keine Indikation für eine medikamentöse Therapie darstellt. Die Wahrscheinlichkeit, dass nach einem erstmaligen generalisierten Anfall innerhalb von 2 Jahren ein weiterer Anfall auftritt, liegt bei etwa 30%. 70% der Patienten würden daher in diesem Zeitraum umsonst behandelt, setzte man eine generelle Therapieindikation voraus.

Es gibt allerdings Anfallsformen, bei denen mit großer Wahrscheinlichkeit bzw. sicher mit weiteren Anfällen zu rechnen ist, dazu gehören z. B. das **West-Syndrom** und das **Lennox-Gastaut-Syndrom.** Hier ist nach dem ersten Anfall eine konsequente antikonvulsive Therapie unverzichtbar. Es wird in diesen Fällen sogar vorgeschlagen, eine Behandlung schon alleine aufgrund eines typischen EEG-Musters durchzuführen, bevor es zu einem ersten Anfall gekommen ist.

Im Erwachsenenalter ist der Aufwach-Grand-Mal mit typischen generalisierten Epilepsiepotentialen ein Syndrom, bei dem ein frühzeitiger Behandlungsbeginn empfohlen wird.

Bei **Gelegenheitsanfällen** ist dagegen eine antikonvulsive Therapie nicht indiziert. Da diese Anfälle an bestimmte Auslösesituationen gebunden sind, sollten solche Situationen vermieden werden. Bei den besonders häufigen **Grand-Mal-Anfällen nach Alkoholentzug,** ist dies jedoch praktisch kaum möglich, sodass sich hier bei wiederholten Anfällen nicht selten die Frage nach einer antikonvulsiven Behandlung stellt. Dabei ist jedoch zu berücksichtigen, dass nicht der Alkohol selbst, der ja auch antikonvulsiv wirkt, für die Anfälle verantwortlich ist, sondern der durch den Entzug auftretende plötzliche Konzentrationsabfall mit Provokation einer erhöhten zerebralen Erregbarkeit. Eine zusätzliche medikamentöse antikonvulsive Therapie aber wird durch die mit einem Alkoholmissbrauch zumeist einhergehende mangelnde Compliance zu schwankenden Blutspiegeln des Antiepileptikums führen und daher eher anfallsprovozierend wirken.

Als Sonderform der Gelegenheitsanfälle können die **Fieberkrämpfe** angesehen werden. Bei einfachen Fieberkrämpfen wird man im akuten Anfall ein Benzodiazepin geben, z. B. Clonazepam 0,5 mg oder Diazepam 5–10 mg als Rektiole. Eine Dauertherapie ist nur bei den sogenannten komplizierten Fieberkrämpfen sinnvoll und sollte über mindestens zwei anfallsfrei Jahre fortgesetzt werden.

Nicht ganz einheitliche Richtlinien existieren für eine Behandlungsindikation bei **Schädel-Hirn-Taumata** (SHT) oder **Hirnope-**

rationen. In die Bewertung müssen sowohl die Schwere der Verletzung als auch die Art der Anfälle einbezogen werden. Kommt es unmittelbar nach einem Schädel-Hirn-Trauma (innerhalb von 5–10 Minuten) zu einem Verkrampfungszustand oder Myoklonien, spricht man von Frühanfällen. Diese sind möglicherweise nicht alle epileptisch, sondern stellen zum Teil vasovagale Reaktionen dar, die im Kindesalter häufiger beobachtet werden als im Erwachsenenalter. Eine Therapiebedürftigkeit ist hier nicht anzunehmen.

Frühanfälle sind häufiger fokal als generalisiert auftretende Anfälle, definitionsgemäß kommen diese innerhalb von 7 Tagen nach einer Hirnschädigung vor. Sie werden zunächst als Gelegenheitsanfälle in zeitlicher Beziehung zu einem Trauma interpretiert, haben insofern zunächst eine prognostische Bedeutung, als sie Hinweise auf eine akute Zustandsänderung des Gehirns, wie etwa der Ausbildung eines Ödems, einer Blutung oder einer metabolischen Komplikation sein können und als Notfall eine entsprechende Diagnostik initiieren müssen. Das Auftreten solcher Frühanfälle ist eindeutig mit der Schwere eines SHT korreliert, so liegt die Rate nach leichtem SHT mit 0,6% nur wenig über der Prävalenz von Gelegenheitsanfällen. Die Zahlen sind mit 7–39% nach schweren gedeckten SHT und sogar 20–50% nach offenem SHT deutlich höher. Eine grundsätzliche Behandlungsindikation lässt sich hieraus nicht ableiten. Da jedoch die Gefahr der Entwicklung einer Spätepilepsie nach Frühanfällen ca. 25% beträgt, empfehlen viele Autoren eine Kurzzeittherapie deren Dauer sich nach dem Ausmaß der morphologischen Schädigung richtet und die zwischen 2 Wochen und 2 Monaten liegen sollte. Die Behandlung erfolgt mit Phenytoin, zur raschen Aufsättigung eignet sich am besten die i.v.-Gabe. Eine längere Therapie ist nur bei epilepsiespezifischen EEG-Veränderungen zu erwägen.

Die Frage nach einer prophylaktischen Antikonvulsivagabe bei offenem SHT, ohne dass es bisher zu einem Anfall gekommen war, wird unterschiedlich beantwortet. Ein Sinn könnte darin liegen, einen möglichen Frühanfall zu verhindern, der in einer instabilen Phase einer Intensivtherapie den Patienten akut gefährden könnte. Es ist jedoch nicht belegt, inwieweit Antikonvulsiva tatsächlich in der Lage sind, die Entwicklung einer posttraumatischen Epilepsie zu unterdrücken. Spätanfälle bzw. eine posttraumatische Epilepsie treten später als 7 Tage nach einem Trauma auf, ca. 50% werden innerhalb der ersten 6 Monate nach einem Trauma und 95% innerhalb von 3 Jahren manifest. Noch später auftretende Anfälle liegen in der Häufigkeit eines spontanen Auftretens, was z. B. gutachterliche Bedeutung haben kann. Klinisch handelt es sich am häufigsten um komplex-fokale Anfälle des Temporal- oder Frontallappens.

7.3.3 Symptomatische Epilepsie des höheren Lebensalters

Erstmalige zerebrale Krampfanfälle bei älteren Patienten sind zumeist entweder Gelegenheitsanfälle bei Stoffwechselstörungen, wie z. B. Hypoglykämien, oder symptomatische Epilepsien nach zerebraler Ischämie oder Blutung. Diese zumeist primär fokalen, sekundär generalisierten Anfälle haben eine schlechte Prognose für eine Spontanremission innerhalb von 1–2 Jahren. Es wird daher empfohlen, bei Frühanfällen wie bei den oben beschriebenen traumatischen Hirnschäden eine Kurzzeitprophylaxe durchzuführen. Bei Spätanfällen sollte jedoch schon nach dem ersten Ereignis eine mindestens ein Jahr dauernde Therapie durchgeführt werden. Hierbei sollte dem besser steuerbaren Carbamazepin der Vorzug gegenüber Phenytoin gegeben werden.

Allerdings gilt es, die bei diesem Patientenkollektiv charakteristischen Besonderheiten der Pharmakotherapie zu beachten. Zu berücksichtigen sind in erster Linie bradykarde Herzrhythmusstörungen, bei denen Phenytoin, aber auch Carbamazepin nur mit großer Zurückhaltung eingesetzt werden sollten. Die Begleitmedikation kann relevante Auswirkungen auf die Plasmaeiweißbindung der Antiepileptika haben und hier schon bei geringerer Dosierung zu Intoxikationserscheinungen führen. Eine verminderte Eiweißbindung tritt auch bei Synthesestörungen der Leber mit Hypalbuminurie auf. Schwere Leberfunktionsstörungen führen zu einer gestörten Elimination von Phenytoin, Valproinsäure, Benzodiazepinen und Tiagabin.

Da die meisten Antikonvulsiva vorwiegend hepatisch eliminiert werden, ist eine Nierenfunktionsstörung von geringerer Bedeutung, indirekte Auswirkungen hat eine Hypalbuminämie im Rahmen eines nephrotischen Syndroms.

7.3.4 Therapieprinzipien im Kindesalter

Bei der Entscheidung zugunsten einer **antiepileptischen Langzeittherapie im Kindesalter** sind im Vergleich zum Erwachsenen einige Besonderheiten zu berücksichtigen. Da sich die Kinder in einem körperlichen, psychischen und sozialen Entwicklungsprozess befinden, müssen sowohl das Auftreten von Anfällen als auch Begleiterscheinungen der Therapie im Hinblick auf diese Entwicklung gesehen werden. Es ist gut vorstellbar, dass häufige zerebrale Anfälle einen negativen Einfluss auf die Entwicklung nehmen, doch ließ sich auch nachweisen, dass Antiepileptika, insbesondere solche mit sedierenden Eigenschaften, zu einer kognitiven Leistungsminderung führen, aber auch Verhaltensauffälligkeiten auslösen können. Die Bewertung der selteneren aber ernsten Nebenwirkungen, wie Hauterscheinungen, Leberfunktionsschäden oder Blutbildveränderungen bleibt hiervon unberührt.

Wenn man, soweit dies aufgrund von epidemiologischen Studien überhaupt möglich ist, den Spontanverlauf gegen eine medikamentöse Behandlung abwägt, so lassen sich folgende Behandlungskonzepte abgrenzen:

- Kinder mit unkomplizierten generalisierten Anfällen, bei denen im Intervall ein unauffälliger neurologischer Befund, ein unauffälliger zerebraler Befund bei bildgebenden Untersuchungen und ein normales EEG vorliegen, sollten erst nach dem 3. Anfall therapiert werden, da das Rezidivrisiko nach einem ersten Anfall ca. 25% beträgt und somit 75% der Kinder unnötigerweise behandelt würden.
- Liegt ein symptomatisches Anfallsleiden oder eine idiopathische Epilepsie mit richtungsweisenden EEG-Veränderungen vor, sollte eine Therapie nach dem zweiten Anfall begonnen werden.
- Finden sich ein konstanter neurologischer Befund und EEG-Veränderungen, ist eine Therapie bereits nach dem ersten Anfall indiziert.

Generell kann angenommen werden, dass das Rezidivrisiko bei symptomatischen Anfällen höher ist als bei idiopathischen Formen, bei fokalen Anfällen höher als bei generalisierten und mit prädisponierenden EEG-Veränderungen steigt.

Es erscheint durchaus gerechtfertigt, im Falle der ersten Gruppe tatsächlich erst nach dem 3. Anfall zu therapieren, da eine Schädigung des Gehirns durch den unkomplizierten Anfall nicht angenommen wird. Erst bei prolongierten Anfällen über 20 Minuten Dauer oder einem epileptischen Status sind morphologische Schädigungen zu befürchten und dementsprechend eine Therapie frühzeitig zu beginnen.

7.3.5 Durchführung der Therapie

Eine medikamentöse antiepileptische Behandlung stellt zumeist erhebliche Anforderungen an die Patienten, insbesondere wenn kognitive Beeinträchtigungen im Rahmen der Grunderkrankung bestehen. Voraussetzung für das Gelingen ist ein solides von Akzeptanz und Vertrauen geprägtes Arzt-Patienten-Verhältnis. Der Patient ist sorgfältig von der unbedingten Notwendigkeit der medikamentösen Therapie zu überzeugen, da er dann die häufig auftretenden Nebenwirkungen eher akzeptieren wird. Besprochen werden sollte auch die voraussichtliche Therapiedauer und das Therapieziel. Nur bei einem solchen Vertrauensverhältnis wird der Patient dazu zu bewegen sein, falls erforderlich Lebensgewohnheiten zu ändern bzw. anzupassen.

Vor Beginn einer antikonvulsiven Therapie sollten Laboruntersuchungen durchgeführt werden, die auf eventuelle Einschränkungen der Medikamentenwahl oder der Dosierung hinweisen können. Bestimmt werden sollten das Blutbild sowie folgende Serumwerte:

- Gerinnung
- Gesamteiweiß
- Transaminasen, Gamma-GT
- Lipase und Amylase
- Alkalische Phosphatase, Vitamin D

Eine antikonvulsive Therapie erfolgt zunächst mit einem Arzneistoff in Monotherapie, da die akuten Nebenwirkungen und die Langzeittoxizität geringer sind als bei der Kombination von Antiepileptika. Zunächst werden zumeist einschleichend eine niedrige bis mittlere Dosierung gewählt und die Anfallsreduktion beurteilt.

Grundsätzlich sollte die niedrigste effektive Dosis angestrebt werden. Besteht keine Anfallsfreiheit, wird die Dosis bis zur Verträglichkeitsgrenze gesteigert. Serumspiegel spielen hierbei eine untergeordnete Rolle. Erst wenn sich mit einer Monotherapie keine Anfallsfreiheit erreichen lässt, sollte eine Kombination mit einem zweiten erfolgen. Es sollte möglichst darauf geachtet werden, dass die Antiepileptika wirkungskomplementär sind. Die Kombination von Pharmaka mit gleicher Differentialindikation wie z. B. Phenytoin und Carbamazepin oder Valproat und Phenobarbital ist weniger sinnvoll. Treten unter dieser Kombination keine weiteren Anfälle mehr auf, sollte langsam die Dosis des ersten Medikamentes reduziert und wiederum eine Monotherapie angestrebt werden. Wichtig für die Beurteilung des Therapieerfolges ist die Berücksichtigung des Steady State, der in der Eindosierungsphase erst nach ca. 5 Wochen erreicht wird. Dennoch gibt es bei schwer einstellbaren, therapieresistenten Epilepsien letztlich kaum Kombinationsmöglichkeiten, die strikt untersagt sind.

7.3.6 Auswahl des Medikamentes

Bei der **Auswahl des Medikamentes** bestimmt zunächst der Typ des Anfallsleidens die Art des Wirkstoffs, wobei man sich grob nach dem Vorliegen von generalisierten oder fokalen Anfällen richtet. Im Einzelfall kann es hilfreich sein, bevorzugt etablierte Antiepileptika mit gut untersuchten Wirkungen und in klinischen Prüfungen dokumentierter Wirksamkeit auszuwählen. Die individuelle Situation des Patienten, etwa Alter, Geschlecht, Schwangerschaft, Begleiterkrankungen und Begleitmedikation bestimmen die Verträglichkeit, sodass unter diesen beiden Eingrenzungen das individuell bestmögliche Medikament ausgewählt werden kann. Hilfestellung dazu bietet die von der Deutschen Liga für Epilepsie empfohlene Medikamenteneinteilung mit Angaben zu Antiepileptika erster und zweiter Wahl bei bestimmten Epilepsiesyndromen (Tab. 7.1).

Schließlich ist auch zu beachten für welche Indikation und in welchem Anwendungsmodus ein Medikament zugelassen ist. So sollte nur unter bestimmten Umständen und Auflagen ein z. B. zur Add-on-Therapie zugelassenes Medikament zur Monotherapie eingesetzt werden.

Tabelle 7.1. Vorschläge zur Arzneistoff-Auswahl

	Primär generalisierte tonisch-klonische Anfälle	Petit-Mal-Epilepsie	Fokale Anfälle	BNS
1. Wahl	Valproinsäure	Valproinsäure Ethosuximid	Valproinsäure Carbamazepin Oxcarbazepin	ACTH Prednison Clonazepam
2. Wahl	Phenobarbital Primidon Clonazepam Carbamazepin (add on)	Clonazepam Mesuximid Lamotrigin	Phenytioin Primidon Topiramat (add on)	Diazepam
3. Wahl	Bromide		Clonazepam Clobazam Sultiam Vigabatrin Tiagabin Gabapentin Zonisamid Levetiracetam	

Die **Zahl der Einzeldosen** richtet sich nach der Pharmakokinetik des jeweiligen Wirkstoffes sowie nach der gewünschten Gesamtdosis. Es ist jedoch zu berücksichtigen, dass es für eine gute Wirksamkeit einer regelmäßigen Einnahme bedarf, aber auch das Einnahmeschema und die Verträglichkeit in den Alltagsablauf integrierbar sein müssen. Aus diesem Grunde sollte die Zahl der Einzeldosen so gering wie möglich gehalten werden. Häufig genügt eine Einzeldosis abends, bei zweimaliger Gabe sind die Wirkstoffe morgens und abends einzunehmen.

Die Patientencompliance sinkt z. B. von 95% bei einer Einnahme/Tag auf 77%, wenn die Behandlung eine dreimal tägliche Anwendung erfordert.

Der behandelnde Arzt muss in der Einstellung erreichbar sein, um sich bei Nebenwirkungen oder Komplikationen mit dem Patienten abzustimmen. Es ist zu entscheiden, ob diese Begleiterscheinungen zunächst toleriert werden können, oder ob es sich um ernste Komplikationen handelt, die entweder eine Änderung der Dosierung oder ein Absetzen erfordern, oder ob gar zusätzliche Maßnahmen notwendig werden. Dies gilt beispielsweise für die Entwicklung eines allergisch-toxischen Exanthems, welches gelegentlich unter Carbamazepin beobachtet wird.

Eine routinemäßige Kontrolle zur Beurteilung des Behandlungseffektes ist erst nach Erreichen der Steady-State-Plasmaspiegel bei der Zieldosis sinnvoll. Es ist hilfreich, wenn der Patient einen Anfallskalender führt, in dem die Anfälle nicht nur erwähnt, sondern auch z. B. nach großen und kleinen oder fokalen bzw. generalisierten Anfällen differenziert werden. So kann bei schwer einstellbaren Anfallsleiden eine Reduktion der Anfallsschwere und -dauer oder eine Unterdrückung von generalisierten Anfällen ein realistisches Therapieziel sein.

7.3.7 Drug Monitoring

Für die meisten Antiepileptika wird ein sogenannter Normbereich der Serumkonzentration angegeben. Dieser bietet jedoch lediglich eine Orientierungshilfe, die angibt in welchem Bereich eine antikonvulsive Wirkung erwartet werden darf bzw. ab welcher Obergrenze vermehrt Nebenwirkungen auftreten. Tatsächlich wird die Zieldosis jedoch klinisch anhand der Anfallsfreiheit bzw. Anfallsreduktion definiert. Stärker als von den Serumspiegeln hängt die Ausprägung von Nebenwirkungen davon ab, wie rasch eine Dosiseskalation erfolgt, sodass ein Überschreiten des oberen Normbereiches bei guter Verträglichkeit und vermeintlichem Ansprechen durchaus möglich ist. Eine routinemäßige Kontrolle der Serumspiegel ist daher in den meisten Fällen nicht erforderlich. Eine Spiegelbestimmung ist jedoch sinnvoll:

- in der Einstellungsphase,
- bei Verdacht auf Intoxikation,
- in der Schwangerschaft,
- bei Begleiterkrankungen,
- bei ausbleibendem Therapieerfolg mit Verdacht auf abnorm rasche Verstoffwechselung (Rapid Metabolizer) bzw. Verdacht auf mangelhafte Compliance.

In der Einstellungsphase liefern Serumspiegelkontrollen einen Anhaltspunkt über den Metabolismus und die anzustrebende Zieldosis der Medikamente. Insbesondere bei Antiepileptika mit nichtlineare Kinetik, wie z. B. Phenytoin, können engmaschige Spiegelbestimmungen notwendig sein. Die Blutentnahmen sind dann möglichst zum gleichen Zeitpunkt und im gleichen Abstand zur Einnahme des Medikamentes durchzuführen.

Die meisten Antiepileptika führen im toxischen Bereich zu stärkeren, aber auch zu anderen Nebenwirkungen wie in der Aufsättigungsphase. Beispielsweise äußern sich Überdosierungen von Phenytoin aber auch von Carbamazepin in Schwindel, schwerer Gangataxie und Nystagmus, also Symptomen, die auch bei anderen schwerwiegenden neurologischen Erkrankungen, wie etwa einem Hirnstamminfarkt oder einer Enzephalitis, auftreten können. In solchen Fällen kann eine Bestimmung der Serumspiegel der Antikonvulsiva rasch eine Diagnose liefern

Bei einer Antiepileptikabehandlung in der Schwangerschaft sind verschiedene Aspekte zu beachten. So können der veränderte Stoffwechsel aber auch Wassereinlagerung zu einem veränderten Antikonvulsivabedarf führen. Allerdings sind insbesondere bei schwangeren Frauen Blutspiegelschwankungen mit der Gefahr von erneuten Anfällen zu vermeiden. Aber auch wegen möglicher teratogener Effekte ist ein gleichmäßiger Spiegel anzustreben, d. h. Serumspitzen sind möglichst zu vermeiden (siehe auch Kapitel 9.4 „Epilepsie und Schwangerschaft").

Einige Patienten zeigen eine abnorm rasche Biotransformation des Wirkstoffs, die dazu führen kann, dass nach der Einnahme der angestrebte Blutspiegel zwar erreicht wird, jedoch rasch wieder abfällt. Durch diese Konzentrationsschwankungen können sogar Anfälle provoziert werden. Besteht der Verdacht auf solchen „Rapid Metabolism", müssen gegebenenfalls Tagesprofile erstellt werden. Ursache dafür ist bei sog. schnellen Metabolisierern eine genetisch bedingte Bildung von Enzymen, die diese Wirkstoffe mit höherer Geschwindigkeit abbauen als bei vielen anderen Menschen. Aber auch bestimmte Umweltfaktoren können Ursache einer beschleunigten Metabolisierung sein. Dazu gehören neben z. B. Rauchen auch die Einnahme von Zweitpharmaka, die zu einer vermehrten

Synthese von arzneistoffmetabolisierenden Enzymen in der Leber führen.

Bei ausbleibendem Therapieerfolg oder bei erstmaliger Betreuung eines bislang nicht bekannten Anfallspatienten nach einem Anfall stellt sich die Frage, inwieweit die verordneten Arzneimittel tatsächlich eingenommen wurden.

7.3.8 Unbefriedigende Anfallskontrolle

Stellt sich keine Anfallsfreiheit unter der Pharmakotherapie ein oder kommt es gar zu einer Verschlechterung der Anfallssituation, muss zunächst die Diagnose überprüft werden. So kann z. B. eine falsche Zuordnung in eine primär fokale oder primär generalisierte Epilepsie zu einem unzureichenden Ansprechen der gewählten Wirksubstanz führen. Häufig ist die Abgrenzung zu psychogenen Anfällen schwierig, die alleine aber auch in Kombination mit organischen Anfällen auftreten können. Hier ist eine Langzeit-EEG-Ableitung mit einer Simultan-Doppelbild-Aufzeichnung evtl. hilfreich.

Im Weiteren ist zu überprüfen, ob die Dosierung der Medikamente ausreichend ist. Dabei sind die Nebenwirkungen zu beachten. Wie schon ausgeführt, ist die hochdosierte Monotherapie der Polytherapie vorzuziehen. Werden Antikonvulsiva kombiniert, kann es durch ungünstige pharmakokinetische Interaktionen zu einer Anfallshäufung kommen.

Bei unzureichender Wirksamkeit ist auch die Compliance des Patienten zu überprüfen und über Serumspiegelkontrollen die Tabletteneinnahme zu kontrollieren. Die Reduktion der Zahl der täglich notwendigen Tabletten und vorübergehende engmaschige ärztliche Kontakte fördern die Compliance. Die Erfahrung zeigt ferner, dass die Patientencompliance besser ist, wenn der Patient nicht nur über Nebenwirkungen und Risiken des Medikamentes, sondern auch über die voraussichtliche Behandlungsdauer informiert wird.

7.3.9 Behandlungsdauer und Ende der Behandlung

Therapiert werden sollte so lange, bis mit großer Wahrscheinlichkeit keine Anfälle mehr zu erwarten sind. Die Prognose für die einzelnen epileptischen Syndrome ist z. T. sehr unterschiedlich, eine fundierte Diagnostik ist somit auch hierfür bedeutsam.

Bei fokalen Anfällen mit oder ohne Generalisierung ist ein Therapieende nach 2–3-jähriger Anfallsfreiheit in der Regel möglich. Unabhängig von dem epileptischen Syndrom bleiben ca. 60% der Patienten anfallsfrei. Die symptomatischen Epilepsien und die juvenile myoklonische Epilepsie haben dabei eine ungünstigere Prognose. Eine Dosisreduktion der Antiepileptika bei Patienten mit komplex-fokalen Anfällen, Absencen, generalisiert tonisch-klonischen Anfällen und einem Impulsiv-Petit-Mal sollte daher extrem langsam über Monate und unter EEG-Kontrollen erfolgen. Häufige epilepsietypische Paroxysmen erfordern erfahrungsgemäß eine besonders lange Anfallsfreiheit, bevor die Medikamente abgesetzt werden können. Die Dosis sollte in Abständen von 2–3 Monaten in kleinen Schritten reduziert werden. Bei einer Kombinationstherapie sollte das gegen generalisierende Anfälle wirkende Medikament zuletzt reduziert werden. Auch sollten Absetzversuche nicht in belastenden Lebenssituationen (Schulabschluss, biologische bzw. persönliche vulnerable Phasen) durchgeführt werden. Mit den Betroffenen sind Risiko und Nutzen eines Absetzversuchs in seinem spezifischen Einzelfall zu diskutieren und auf dieser Grundlage eine Entscheidung zu treffen. So bedingt etwa ein neuerlicher Anfall in dieser Phase eine 6-monatige Fahruntüchtigkeit und kann ein Risiko im Beruf darstellen. Weiterhin besteht die Gefahr, dass eine erneute Behandlung nach einem Rezidiv weniger erfolgreich ist als eine Erstbehandlung.

7.4 Wirkmechanismen der Antiepileptika

Die intensive Erforschung der neuronalen Transmitter, ihrer pharmakodynamischen und pharmakokinetischen Eigenschaften, ihrer Rezeptoren, der Ionenkanäle, der Signaltransduktion sowie der Kommunikation neuronaler Zellen untereinander hat seit Ende der achtziger Jahre zu der Entwicklung von neuen Antiepileptika geführt. Bis zu diesem Zeitpunkt wurde nicht zwischen Wirkstoffen differenziert, die den Krampf unterbinden bzw. seine wiederholte Auslösung verhindern und jenen, die in die Epileptogenese eingreifen und somit als kausal wirkende Arzneistoffe zu charakterisieren sind. Die klinische Wirksamkeit ist mit der Beeinflussung der Kommunikation, der wechselseitigen Regulation neuronaler Einheiten sowie den dabei ablaufenden Adaptionsvorgängen zu erklären. Die Veränderungen der biochemischen Parameter erfolgen wesentlich früher als eine Besserung des epileptischen Geschehens. Der klinische Effekt resultiert aus dem Zusammenspiel unterschiedlicher Einzeleffekte. Die Klassifizierung der einzelnen Arzneistoffe nach den Wirkmechanismen bezieht sich daher immer auf die bei einer bestimmten Substanz dominierende Wirkung.

7.4.1 Antiepileptika mit Einfluss auf das GABA-erge System

Die enge Beziehung zwischen inhibitorischer und exzitatorischer Neurotransmission wird an der Biosynthese von GABA (dem wichtigsten inhibitorischen Neurotransmitter) und Glutamat (dem wichtigsten exzitatorischen Neurotransmitter) deutlich. Durch Decarboxylierung von Glutamat entsteht GABA, die durch die GABA-Transaminase zum Bernsteinsäurehalbaldehyd abgebaut wird (Abb. 7.1). Die Übertragung der Aminofunktion von GABA mittels einer Transaminase auf Ketoglutarat führt erneut zur Bereitstellung von Glutamat. Um inhibitorische Prozesse zu verstärken, muss die Konzentration an GABA erhöht werden, z. B. durch eine gesteigerte Aktivität der Decarboxylase bzw. eine Inhibierung der GABA-Transaminase, wie aus der Abbildung ersichtlich ist. Eine Zunahme der GABA-Konzentration und die sich anschließende Stimulierung von GABA-Rezeptoren (Abb. 7.2) erhöht die Frequenz der Öffnung des assoziierten Chloridkanals. Dadurch strömen mehr Chloridionen in das Neuron ein, es resultiert eine Hyperpolarisation und damit eine geringere neuronale Erregbarkeit. Modulatoren der GABA-ergen Neurotransmission aus der Gruppe der Antiepileptika der ersten Generation sind Barbiturate, Benzodiazepinderivate und Valproinsäure. Zu den neuen Wirkstoffen gehören Gabapentin, Tiagabin, Topiramat und Vigabatrin. Bei Gabapentin, Tiagabin und Vigabatrin ist die strukturelle Ähnlichkeit zum endogenen Substrat GABA zu erkennen, die übrigen Arzneistoffe dagegen stehen in keiner strukturellen Beziehung dazu. Die Wirkstoffe werden anhand der wichtigsten pharmakodynamischen und pharmakokinetischen Parameter in den tabellarischen Substanzprofilen charakterisiert.

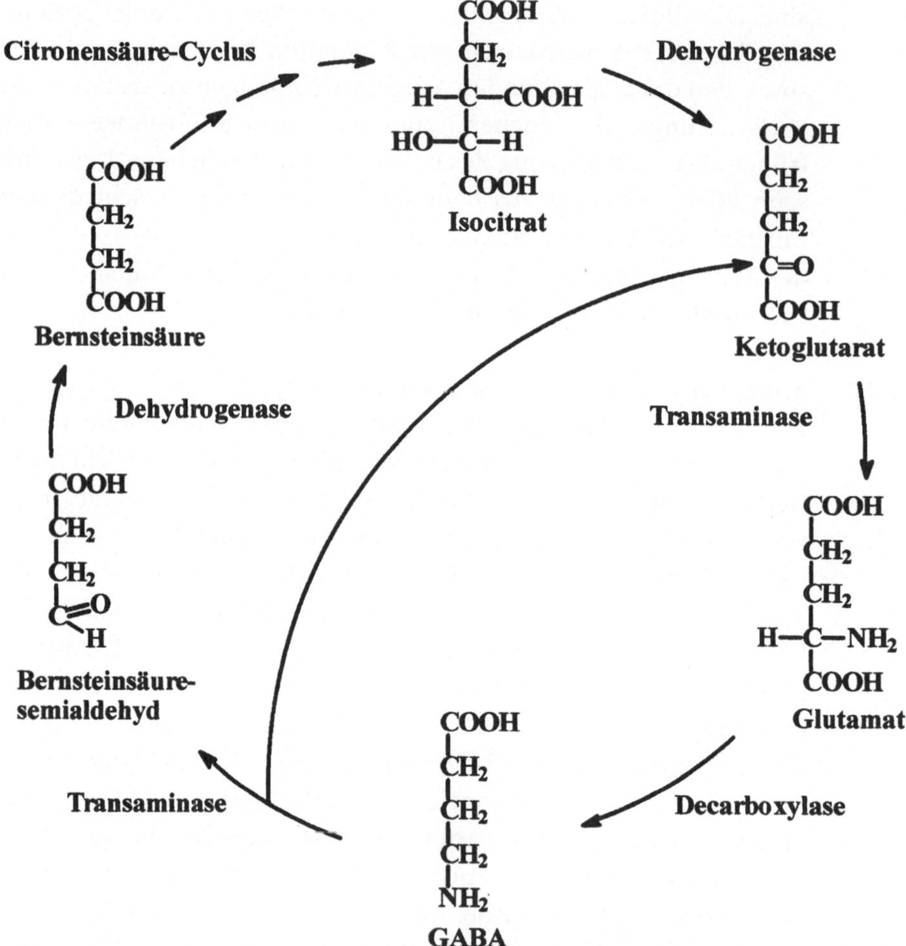

Abb. 7.1. Biosynthese von Glutamat und γ-Aminobuttersäure (GABA)

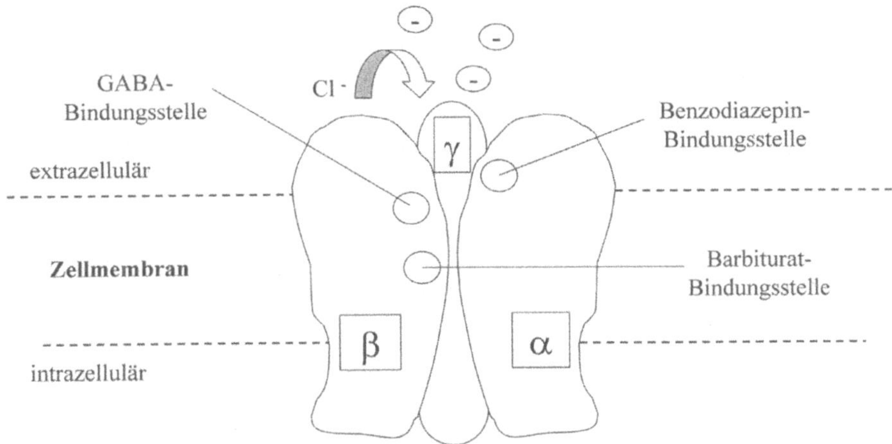

Abb. 7.2. Schematische Darstellung des GABA$_A$-gesteuerten Ionenkanals mit seinen Untereinheiten und den Ligandenbindungsstellen

7.4.2 Antiepileptika mit Einfluss auf das glutamaterge System

Der NMDA-Rezeptorkomplex ist als integrales Membranprotein mit einem nichtselektiven Ionenkanal gekoppelt (Abb. 7.3). Im Ruhezustand blockiert ein Magnesiumion den Kanal, nach der Anlagerung der beiden Aminosäuren Glutamat und Glycin an außerhalb des Ionenkanals liegende Bindungsstellen wird dieser geöffnet und es kommt zum Einstrom von Calciumionen. Der NMDA-Rezeptorkomplex ist damit der erste Rezeptor, für dessen Aktivierung zwei agonistische Liganden gleichzeitig benötigt werden, d. h. Glycin ist ein echter Co-Agonist zum Glutamat. Zusätzlich gibt es Bindungsstellen außerhalb des Ionenkanals für Zinkionen und für Polyamine, die die Kanalöffnung durch die Neurotransmitter modulieren. Im Ionenkanal findet man eine Bindungsstelle für Magnesium sowie eine für dissoziative Anästhetika (z. B. Ketamin). Die Regulation der Kanalöffnung ist sowohl durch Wechselwirkung der Liganden mit den Bindungsstellen außerhalb des Ionenkanals als auch durch Diffusion von Wirkstoffen in den Ionenkanal hinein

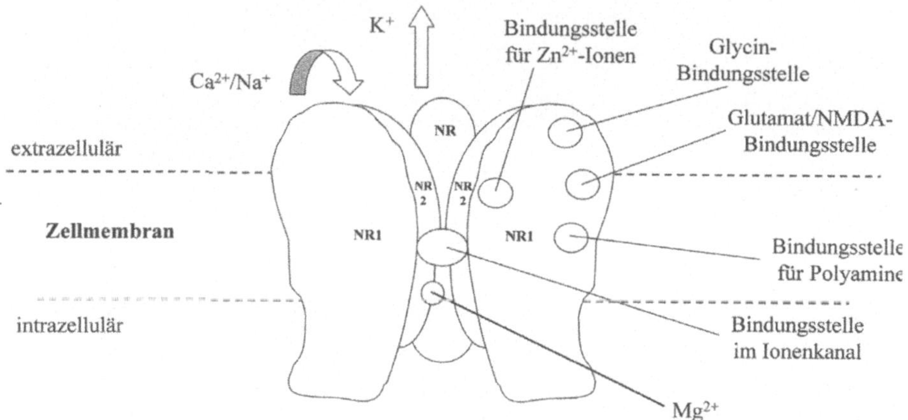

Abb. 7.3. Schematische Darstellung des NMDA-gesteuerten Inoenkanals mit seinen Untereinheiten und den Ligandenbindungsstellen. Bei Öffnung können diesen Ionenkanal K^+-, Na^+- und Ca^{2+}-Ionen passieren, im Ruhezustand ist er durch Mg^{2+}-Ionen verschlossen.

möglich. Eine verstärkte exzitatorische Neurotransmission führt zu einem exzessiven Calciumionen-Einstrom in die Zelle mit einer Schädigung neuronaler Strukturen bis hin zum Zelluntergang. Die Freisetzung von Glutamat kann durch die Blockade spannungsabhängiger Natriumkanäle gehemmt werden. Damit unterbleibt die Aktivierung des Liganden-gesteuerten Ionenkanals. Eine Wechselwirkung mit dem NMDA-Rezeptor wurde für Phenobarbital und Phenytoin, sowie für Felbamat, Lamotrigin und Topiramat als Vertreter der zweiten Generation gezeigt.

7.4.3 Antiepileptika mit Einfluss auf Ionenkanäle

Neben den Liganden-gesteuerten Ionenkanälen des GABA- bzw. NMDA-Rezeptorkomplexes sind spannungsabhängige Natrium- und Calciumkanäle als Angriffspunkte von Antiepileptika von Bedeutung (Abb. 7.4). Im epileptischen Anfall kommt es - wie beschrieben - zur spontanen und synchronen Entladung miteinander vernetzter Neuronen, die mit einer Instabilität des durch span-

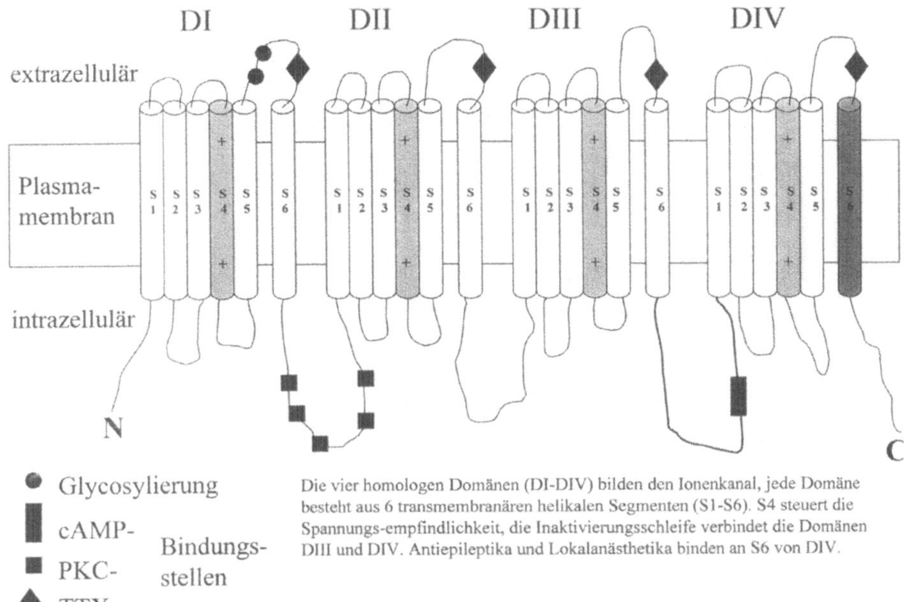

Abb. 7.4. Schematische Darstellung der α-Untereinheit des Na^+-Kanals. Die vier homologen Domänen (DI-DIV) bilden den Ionenkanal, jede Domäne besteht aus 6 transmembranären helikalen Segmenten (S1-S6). S4 steuert die Spannungsempfindlichkeit, die Inaktivierungsschleife verbindet die Domänen DIII und DIV. Antiepileptika und Lokalanästetika binden an S6 von DIV.

nungsabhängige Ionenkanäle gesteuerten Membranpotentials begründet wird. Eine Blockade von Natriumkanälen erfolgt durch Carbamazepin, Phenytoin, Valproinsäure und Topiramat. Diese Pharmaka verhindern damit die Stimulation exzitatorischer Neuronen im Fokus, die für den epileptischen Anfall verantwortlich sind. Ethosuximid und Gabapentin blockieren spannungsabhängige Calciumkanäle. Während Ethosuximid seine Wirkung über den Calcium-T-Kanal entfaltet, wird für Gabapentin eine Wechselwirkung mit der α2δ-Untereinheit des Calcium-L-Kanals beschrieben. Einzelheiten zu Pharmakodynamik und -kinetik der Antiepileptika sind den nachfolgenden Wirkstoffprofilen zu entnehmen.

7.5 Substanzprofile der Antiepileptika (pharmakodynamische und pharmakokinetische Eigenschaften)

7.5.1 Acetazolamid

Handelspräparate:
Diamox®, Diuramid®, Glaupax,

Applikation:
oral, i.v.

Erhaltungsdosis:
500 mg i.v. (Status epilepticus)
250–500 mg alle 8–12 h (Anfallsprophylaxe)

Wirkmechanismen:
Carboanhydratase-Hemmung

Pharmakokinetische Daten:
Bioverfügbarkeit >90%; Plasmaproteinbindung 60–90%; keine Metabolisierung; renale Eliminierung; $t_{1/2}$ = 12 h

Indikationen:
Anfallsprophylaxe, Status epilepticus

Unerwünschte Wirkungen:
Parästhesien, vermehrter Harndrang, Hörstörungen, Depressionen, metabolische Azidose

Interaktionen:
Phenytoin-Serumkonzentration erhöht, Verstärkung der metabolischen Azidose bei gleichzeitiger Anwendung von Salicylaten, Wirkungsverstärkung basischer Arzneistoffe

Kontraindikationen:
schwere Leberfunktionsstörungen, Hypokaliämie, obstruktive Atemwegserkrankungen

7.5.2 Carbamazepin

Handelspräparate:
Finlepsin®, Tegretal®, Timonil®

Applikation:
oral

Erhaltungsdosis:
600–1200 mg/d (Erw.)
600–1000 mg/d (Kdr. 11–15 J.)
400–600 mg/d (Kdr. 6–10 J.)
200–400 mg/d (Kdr. 1–5 J.)
100–200 mg/d (Kdr. bis 1 J.)

Wirkmechanismen:
Blockade spannungsabhängiger Natriumkanäle

Pharmakokinetische Daten:
Bioverfügbarkeit 85%; Plasmaproteinbindung 75%; hepatische Metabolisierung (aktive und inaktive Metaboliten); renale Eliminierung der Metaboliten; $t_{1/2}$ = 8–20 h

Indikationen:
Grand Mal und fokale sekundär generalisierte Anfälle, diabetische Neuropathie, Trigeminusneuralgie

Unerwünschte Wirkungen:
Sedierung in der Initialphase, allergische Reaktionen, Exantheme (Stevens-Johnson- bzw. Lyell-Syndrom), Leukopenie, Thrombopenie, Schwindel, Krampfinduktion, Ataxie, Doppelbilder (bei Überdosierung), Gewichtszunahme

Interaktionen:
Plasmaspiegel von Phenobarbital, Phenytoin oder Primidon können erhöht oder erniedrigt werden; in Ausnahmen bei Kombination mit Valproinsäure Verwirrtheitszustände bzw. Koma; Wirkverlust von Doxycyclin

Kontraindikationen:
schwere Leberfunktionsstörungen, AV-Block

7.5.3 Clobazam

Handelspräparate:
Frisium®

Applikation:
oral

Erhaltungsdosis:
80 mg/d (max., ggf. Intervalltherapie)

Wirkmechanismen:
allosterische Verstärkung der GABA-Wirkung

Pharmakokinetische Daten:
Bioverfügbarkeit 90%; Plasmaproteinbindung 85%; aktiver Metabolit (N-Desmethylclobazam); renale Eliminierung der Metaboliten; $t_{1/2}$ = 17–31 h; (aktiver Metabolit ~50 h)

Indikationen:
Add-on-Therapie refraktärer Epilepsie

Unerwünschte Wirkungen:
verminderter Appetit, Verstopfung, Tremor, Gefahr der Toleranzentwicklung bei Langzeitanwendung, ansonsten siehe Diazepam

Interaktionen:
Verstärkung der Wirkung anderer zentraldämpfender Pharmaka und von Alkohol; Carbamazepin und Phenytoin induzieren die Clobazam-Biotransformation; gleichzeitig eingenommenes Cimetidin verstärkt und verlängert die Clobazamwirkung

Kontraindikationen:
Überempfindlichkeit gegen Benzodiazepine; Medikamenten-, Drogen- und Alkoholabhängigkeit; akute Vergiftung mit Lithium

7.5.4 Clonazepam

Handelspräparate:
Antelepsin®, Rivotril®

Applikation:
oral und i.v.

Erhaltungsdosis:
3–8 mg/d (Erw.)
3–6 mg/d (Schulkdr.)
1–3 mg/d (Kleinkdr.)
0,5–1 mg/d (Sgl.)

Wirkmechanismen:
s. Diazepam

Pharmakokinetische Daten:
Bioverfügbarkeit 100%; Plasmaproteinbindung 80%; hepatische Metabolisierung (Inaktivierung durch Reduktion der Nitrogruppe, geringe Mengen an 3-Hydroxyderivat); renale Eliminierung der Metaboliten; $t_{1/2}$ = 20–60 h

Indikationen:
typische und atypische Petit-Mal-Epilepsien; primär und sekundär generalisierte tonisch-klonische Krisen im Kindesalter; Epilepsien im Erwachsenenalter, insbesondere fokale Anfälle; Status epilepticus (i.v.)

Unerwünschte Wirkungen:
vermehrter Speichelfluss oder Bronchialhypersekretion bei Kleinkdr. und Sgl., selten Provokation tonisch-klonischer Anfälle, Toleranzentwicklung möglich

Interaktionen:
Dosisanpassung bei gleichzeitiger Behandlung mit anderen Antiepileptika (Erhöhung des Serumspiegels von Phenytoin, Verstärkung der Primidonwirkung); Phenobarbital oder Carbamazepin verringern den Clonazepamspiegel; anfangs Provokation möglich durch Valproat

Kontraindikationen:
Myasthenia gravis; Medikamenten-, Drogen-, Alkoholabhängigkeit; Überempfindlichkeit gegen Benzodiazepine

7.5.5 Diazepam

INN:
Diazepam

Handelspräparate:
Valium®, Lamra®, Faustan®

Applikation:
i.v., rektal

Erhaltungsdosis:
5–1 mg i.v., ggf. alle 10–15 min. bis max. 30 mg (Erw.), 1 mg langsam i.v. alle 2–5 min. bis max. 10 mg (Kdr. über 5 J.), falls erforderlich alle 2–4 Stunden wiederholen

Wirkmechanismen:
allosterische Verstärkung der GABA-Wirkung, Blockade spannungsabhängiger Natriumkanäle

Pharmakokinetische Daten:
Bioverfügbarkeit >90%; Plasmaproteinbindung 96–98%; hepatische Metabolisierung (aktive Metaboliten wie Desmethyldiazepam, Temazepam und Oxazepam); renale Elimination der Metaboliten; $t_{1/2}$ = 20–40 h

Indikationen:
Status epilepticus

Unerwünschte Wirkungen:
Schläfrigkeit, Benommenheit, Beeinträchtigung des Muskeltonus (ältere Patienten), Toleranzentwicklung möglich bei Langzeitanwendung

Interaktionen:
Hemmung der Wirkung von L-Dopa, selten Verstärkung der Phenytoinwirkung, Theophyllin hebt Wirkung auf, Omeprazol hemmt den Abbau von Diazepam

Kontraindikationen:
akute Steigerung des Augeninnendrucks, chronische Bronchitis und Bronchialasthma

7.5.6 Ethosuximid

INN:
Ethosuximid

Handelspräparate:
Pednidan®, Suxilep®, Suxinutin®

Applikation:
oral

Erhaltungsdosis:
1 mg/kg KG (Erw.)
20 mg/kg KG/d (Kdr.)

Wirkmechanismen:
Beeinflussung von thalamischen und kortikalen Funktionen (Reduktion des Calcium-abhängigen Schwellenpotentials in thalamischen Neuronen)

Pharmakokinetische Daten:
Bioverfügbarkeit 90–95%; praktisch keine Plasmaproteinbindung; hepatische Metabolisierung (inaktive Metaboliten); renale Eliminierung der Metaboliten; $t_{1/2}$ = 30–60 h

Indikationen:
Petit-Mal-Epilepsie (Absencen), myoklonische Anfälle des Jugendlichen

Unerwünschte Wirkungen:
selten und dosisabhängig Überempfindlichkeitsreaktionen wie Leukopenie, Stevens-Johnson-Syndrom, Lupus erythematodes

Interaktionen:
Verringerung des Plasmaspiegels bei gleichzeitiger Gabe von Carbamazepin; Ethosuximid erhöht die Plasmakonzentration von Phenytoin und senkt die von Pyridoxin

Kontraindikationen:
Überempfindlichkeit gegen Succinimide, bei psychiatrischen Erkrankungen vorsichtig dosieren

7.5.7 Felbamat

Handelspräparate:
Taloxa®

Applikation:
oral

Erhaltungsdosis:
600–1200 mg/d (max. 3600 mg/d, Erw. und Jugendl. ab 14 J., Dosis in Intervallen steigern)
45 mg/kg KG/d (max. 3600 mg/d, Dosissteigerung in Intervallen, Kdr. von 4–14 J.)

Wirkmechanismen:
Verstärkung der GABA-induzierten Chloridströme, Wechselwirkung mit dem NMDA-Rezeptorkomplex

Pharmakokinetische Daten:
Bioverfügbarkeit 85%; Plasmaproteinbindung 30%; hepatische Metabolisierung; 50% unverändert renal eliminiert; $t_{1/2}$ = 18–20 h

Indikationen:
Add-on-Therapie bei Erwachsenen und Kdr. ab 4 J. mit Lennox-Gastaut-Syndrom, die mit allen zur Verfügung stehenden Antiepileptika nicht ausreichend behandelbar sind

Unerwünschte Wirkungen:
Thrombo- und Leukopenie, Zytopenie, aplastische Anämie, Leberversagen, Übelkeit, Anorexie, Schwindel, Erbrechen

Interaktionen:
Felbamat senkt den Plasmaspiegel von Carbamazepin und hemmt die Phenytoin-Elimination; Dosisanpassung bei gleichzeitiger Gabe von Clonazepam, Oxcarbazepin und Vigabatrin anhand des klinischen Ansprechens und der Verträglichkeit; Beeinflussung der Elimination von Arzneistoffen, die über Cytochrom-P450 metabolisiert werden

Kontraindikationen:
Blutbildstörungen, Leberfunktionsstörungen, Niereninsuffizienz, Patienten älter 60 J., Kinder unter 4 J.

7.5.8 Fosphenytoin

Handelspräparate:
Cerebix® (USA)

Applikation:
i.v. und i. m.

Erhaltungsdosis:
16,4 mg Phenytoinäquivalente/KG, Infusionsgeschwindigkeit 123 mg Phenytoinäquivalente/min.

Wirkmechanismen:
Prodrug, s. Phenytoin

Pharmakokinetische Daten:
Bioverfügbarkeit 100%; Plasmaproteinbindung >90%; rasche und komplette Umwandlung in Phenytoin; $t_{1/2}$ = 8–15 min.

Indikationen:
Status epilepticus

Unerwünschte Wirkungen:
Nystagmus, Kopfschmerzen, Ataxie, Schwindel, Somnolenz, vorübergehend Pruritus bzw. Parästhesie

Interaktionen:
s. Phenytoin

Kontraindikationen:
s. Phenytoin

7.5.9 Gabapentin

Handelspräparate:
Neurontin®

Applikation:
oral

Erhaltungsdosis:
900–2400 mg/d (Erw.)
max. 40–50 mg/kg KG/d (Kdr.)
langsame Dosissteigerung

Wirkmechanismen:
Aktivierung von GABA-synthetisierenden Systemen, Blockade der α2δ-Untereinheit des L-Calciumkanals

Pharmakokinetische Daten:
Bioverfügbarkeit >60%; Plasmaproteinbindung <5%; unveränderte renale Ausscheidung; $t_{1/2}$ = 5–9 h

Indikationen:
einfache und komplexe partielle Anfälle mit und ohne sekundärer Generalisierung (Add-on-Therapie bei Kdr. ab 3 J.), Neuralgien, neuropathischer Schmerz

Unerwünschte Wirkungen:
Somnolenz, Benommenheit, Ataxie

Interaktionen:
Magnesium- oder Aluminium-haltige Antazida verringern die Bioverfügbarkeit

Kontraindikationen:
akute Pankreatitis

7.5.10 Lamotrigin

Handelspräparate:
Lamictal®

Applikation:
oral

Erhaltungsdosis:
100–200 mg/d (Monotherapie, Erw. und Kdr. ab 12 J.)
200–400 mg/ in 2 Einzeldosen (Add-on-Therapie mit nicht Valproinsäure-haltigen Antiepileptika, Erw. und Kdr. ab 12 J.)
5–15 mg/kg KG/ in 2 Einzeldosen (Add-on-Therapie mit nicht Valproinsäure-haltigen Antiepileptika, Kdr. von 4–11 J.)
1–5 mg/kg KG/ in 2 Einzeldosen (Add-on-Therapie mit Valproinsäure-haltigen Antiepileptika, Kdr. von 4–11 J.)

Wirkmechanismen:
Blockade spannungsabhängiger Natriumkanäle, Verringerung der Glutamat-Freisetzung, Beeinflussung von Calciumkanälen

Pharmakokinetische Daten:
Bioverfügbarkeit 100%; Plasmaproteinbindung 55%; hepatische Metabolisierung (N-Glucuronide); renale Eliminierung der Metaboliten; $t_{1/2}$ = 24–30 h

Indikationen:
Monotherapie fokaler und sekundär generalisierter Anfälle bei Erw. und Kdr. ab 12 J.; Add-on-Therapie bei refraktären partiellen und sekundär generalisierten tonisch und klonischen Anfällen bei Erw. und Kdr. ab 12 J.; Add-on-Therapie refraktärer fokaler Anfälle sowie des refraktären Lennox-Gastaut-Syndroms bei Kdr. von 4–11 J.

Unerwünschte Wirkungen:
Somnolenz, Ataxie, allergische Hautreaktionen (insbesondere bei Überschreiten der Dosis sowie gleichzeitiger Einnahme von Valproinsäure); allergische Haut- und Schleimhautreaktionen, wie z. B. Stevens-Johnson-Syndrom und Lyell-Syndrom

Interaktionen:
Phenytoin, Carbamazepin, Phenobarbital und Primidon beschleunigen den Abbau von Lamotrigin; Begleittherapie mit Valproinsäure hemmt den Lamotrigin-Metabolismus

Kontraindikationen:

Kdr. <4 J.; Leber-, Niereninsuffizienz; Kombination mit Valproat ist keine absolute Kontraindikation, muss jedoch sehr vorsichtig erfolgen (s. oben)

7.5.11 Levetiracetam

Handelspräparate:

Keppra®

Applikation:

oral

Erhaltungsdosis:

1000–3000 mg/d

Wirkmechanismen:

stereoselektive Bindung an synaptische Plasmamembranen (vermutlich spannungsabhängiger Calciumkanal), genauer Mechanismus noch unbekannt

Pharmakokinetische Daten:

Bioverfügbarkeit 100%; Plasmaproteinbindung <10%; hepatische Metabolisierung zu inaktivem Metabolit; 66% unverändert renal eliminiert; $t_{1/2}$ = 6–11 h

Indikationen:

Add-on-Therapie fokaler Epilepsien mit und ohne sekundärer Generalisierung

Unerwünschte Wirkungen:

Somnolenz, Asthenie, Schwindel

Interaktionen:

keine Beeinflussung der Plasmakonzentrationen von Carbamazepin, Phenytoin, Valproinsäure, Phenobarbital, Lamotrigin, Gabapentin durch Levetiracetam und vice versa, keine pharmakokinetische Interaktion mit Digoxin, Kontrazeptiva und Warfarin.

Kontraindikationen:
Überempfindlichkeit gegen den Wirkstoff oder vergleichbare andere Pyrrolidonderivate (z. B. Piracetam)

7.5.12 Lorazepam

Handelspräparate:
Tavor®, Tolid®, Somagerol®

Applikation:
oral, i. m. und i.v.

Erhaltungsdosis:
4 mg (Erw.), i.v.
0,05 mg/kg KG (Kdr. und Jugendl.) langsam i.v. über mind. 2 min

Wirkmechanismen:
s. Diazepam

Pharmakokinetische Daten:
Bioverfügbarkeit 100%; Plasmaproteinbindung 90%; hepatische Metabolisierung; renale Ausscheidung der Metaboliten; $t_{1/2}$ = 10–20 h

Indikationen:
Status epilepticus, Alkoholentzugsanfall (zur Prophylaxe einer Anfallsserie)

Unerwünschte Wirkungen:
s. Diazepam, Schmerz, Brennen und Rötung am Applikationsort

Interaktionen:
Wirkungsverstärkung von Muskelrelaxantien, Analgetika und Lachgas, Verstärkung der dämpfenden Wirkung durch Clozapin

Kontraindikationen:
Schock- und Kollapszustände, Kombination mit Scopolamin, akute Vergiftung mit Alkohol oder zentral dämpfenden Pharmaka

7.5.13 Oxcarbazepin

Handelspräparate:
Trileptal®

Applikation:
oral

Erhaltungsdosis:
300-2400 mg/d

Wirkmechanismen:
Prodrug, aktiver 10-Hydroxymetabolit hemmt spannungsabhängige Natriumkanäle

Pharmakokinetische Daten:
vollständige Resorption und weitgehende Metabolisierung zum aktiven Metaboliten (70%, unverändert 2%) Plasmaproteinbindung 40%; hepatische Metabolisierung; Metaboliten überwiegend renal eliminiert; $t_{1/2}$ = 10–25 h (aktiver Metabolit)

Indikationen:
Add-on- und Monotherapie refraktärer fokaler Epilepsien mit und ohne sekundärer Generalisierung

Unerwünschte Wirkungen:
Nausea, Kopfschmerzen, Ataxie, Benommenheit, Hyponatriämie, Doppelsehen

Interaktionen:
Enzyminduktion, Verringerung der antikonzeptiven Wirkung von Ethinylestradiol und Levonorgestrel; Verdrängung von Valproinsäure aus der Plasmaeiweißbindung; bei Umstellung von Carbamazepin auf Oxcarbazepin verringert sich Enzyminduktion und es kann zum Anstieg der Konzentrationen anderer gleichzeitig verabreichter Pharmaka kommen

Kontraindikationen:
Überempfindlichkeit gegen den Wirkstoff (Kreuzreaktivität mit Carbamazepin 25–30%)

7.5.14 Phenobarbital

Handelspräparate:
Luminal®, Lepinal®

Applikation:
oral, i.v.

Erhaltungsdosis:
1–3 mg/kg KG (Erw.)
1–4 mg/kg KG in 2 Tagesdosen (Kdr.)

Wirkmechanismen:
Verstärkung der GABA-Wirkung, Verringerung der Freisetzung von Glutamat

Pharmakokinetische Daten:
Bioverfügbarkeit 80–90%; Plasmaproteinbindung 40–60%; hepatische Metabolisierung (p-Hydroxyderivat 65%, inaktiv); renale Eliminierung der Metaboliten; $t_{1/2}$ = 50–160 h

Indikationen:
Status epilepticus, Grand-Mal-Anfälle

Unerwünschte Wirkungen:
Sedierung, Somnolenz, Verhaltensstörungen, periphere Neuropathie

Interaktionen:
Enzyminduktion (Cytochrom-P450); Beeinflussung der Pharmakokinetik von gleichzeitig applizierten Arzneistoffen; Beschleunigung der Metabolisierung von Lamotrigin

Kontraindikationen:
akute Porphyrie, schwere Leberfunktionsstörungen, schwere Myokardschädigungen, schwere Nierenschädigungen, Schock, Status asthmaticus

7.5.15 Phenytoin

Handelspräparate:
Epanutin®, Phenhydan®, Zentropil®

Applikation:
oral, i.v., Kurzinfusion

Erhaltungsdosis:
300 mg/d (Erw.)
100–300 mg/d (Schulkdr.)
50–200 mg/d (Kleinkdr.)

Wirkmechanismen:
Blockade spannungsabhängiger Natriumkanäle

Pharmakokinetische Daten:
Bioverfügbarkeit 85–95% (oral); Plasmaproteinbindung 90%; hepatische Metabolisierung (~5% unverändert, inaktive Metaboliten); renale Eliminierung der Metaboliten; $t_{1/2}$ = 20–60 h (dosisabhängig)

Indikationen:
Grand-Mal-Anfälle, fokale Epilepsie, sekundär generalisierte tonisch-klonische Anfälle, Status epilepticus

Unerwünschte Wirkungen:
allergische Reaktionen, Osteoporose, Osteomalazie, Zahnfleischwucherung, Hypertrichose, zerebelläre Atrophie, Ataxie, Verwirrtheitszustände bei Überdosierung

Interaktionen:
Induktion metabolisierender Enzyme und dadurch Beschleunigung der Clearance anderer applizierter Arzneistoffe; in Kombination mit Carbamazepin, Phenobarbital und Primidon wechselseitige und nicht vorhersehbare Erhöhung oder Verminderung der Clearance durch Kompetition; Phenytoin kann durch Bilirubin, Sulfonylharnstoffe, Valproinsäure, Salicylsäure, Phenylbutazon aus der Plasmaeiweißbindung verdrängt werden; Erhöhung der Toxizität von Methotrexat bei gleichzeitiger Gabe von Phenytoin

Kontraindikationen:
Überempfindlichkeit gegen Hydantoine, AV-Block 2. und 3. Grades, Leukopenie

7.5.16 Primidon

Handelspräparate:
Liscantin®, Mylepsinum®, Resimatil®

Applikation:
oral

Erhaltungsdosis:
750–1500 mg (Kdr. über 9 J., Erw., einschleichend dosieren)
750–1000 mg (Kdr. 6-9 J.)
500–750 mg (Kdr. 2-5 J.)
250–500 mg (Kdr. bis zu 2 J.)

Wirkmechanismen:
Verstärkung der GABA-Wirkung

Pharmakokinetische Daten:
Bioverfügbarkeit 60–80%; Plasmaproteinbindung bis zu 30%; hepatische Metabolisierung (5–5% Phenobarbital, Phenylethylmalonsäurediamid = PEMDA als aktiver Metabolit); renale Eliminierung der Metaboliten; $t_{1/2}$ = 5–15 h; PEMDA 16–36 h

Indikationen:
wie Phenobarbital, zusätzlich psychomotorische Anfälle, Impulsiv-Petit-Mal-Anfälle

Unerwünschte Wirkungen:
s. Phenobarbital; zu Therapiebeginn insbesondere Schwindel, Übelkeit, Erbrechen und rauschartige Zustände (einschleichend dosieren)

Interaktionen:
s. Phenobarbital

Kontraindikationen:
s. Phenobarbital

7.5.17 Sultiam

Handelspräparate:
Ospolot®

Applikation:
oral

Erhaltungsdosis:
5-10 mg/kg KG/d (einschleichend dosieren)

Wirkmechanismen:
Hemmung der Carboanhydratase

Pharmakokinetische Daten:
Bioverfügbarkeit 90%; Plasmaproteinbindung 30%; hepatische Metabolisierung; renale Eliminierung der Metaboliten (teilweise unverändert); $t_{1/2}$ = 9–16 h (Erw.), 5–8 h (Kdr.)

Indikationen:
Alternativbehandlung der Rolando-Epilepsie; in Kombination zur Therapie psychomotorischer Anfälle und der Jackson-Epilepsie

Unerwünschte Wirkungen:
Tachypnoe, Hyperpnoe, Kopfschmerzen, Gewichtsabnahme

Interaktionen:
durch Hemmung der Hydroxylierung von Phenytoin erhöhte Phenytoinplasmaspiegel und Wirkungsverstärkung

Kontraindikationen:
Überempfindlichkeit gegen Sulfonamide, Porphyrie, Hyperthyreose, arterielle Hypertonie

7.5.18 **Tetracosactid** (β1-24-Corticotropin)

Handelspräparate:
Synacthen®

Applikation:
i. m. (Synacthen Depot), i.v. (Synacthen Injektionslsg.)

Erhaltungsdosis:
initial: 1 mg i. m. tgl. (Erw.),
0,25–1 mg i. m. tgl. (Schulkinder),
0,25–0,5 mg i. m. tgl. (Kleinkdr.),
0,25 mg i. m. tgl. (Säuglinge)
Erhaltungsdosis: 1 mg i. m. alle 2–3 Tage (Erw.),
0,25–1 mg i. m. alle 2–8 Tage (Schulkdr.),
0,25–0,5 mg i. m. alle 2–8 Tage (Kleinkdr.),
0,25 mg i. m. alle 2–8 Tage (Säuglinge)

Wirkmechanismen:
Hormontherapie, Glucocorticoid-Produktion und -Sekretion erhöht

Pharmakokinetische Daten:

Indikationen:
infantile Petit-Mal-Anfälle mit interiktaler Hypsarrhythmie (West-Syndrom, Lennox-Gastaut-Syndrom)

Unerwünschte Wirkungen:
Hautreaktionen (Injektionsstelle), anaphylaktische Reaktionen, Übelkeit, Flush-Syndrom, Ödeme, weitere wie bei Glucocorticoiden

Interaktionen:
Wirkungsverstärkung von Herzglykosiden; vermehrte K^+-Ausscheidung; mögliche Wirkungsabschwächung von Antidiabetika, Rifampicin, Cumarinderivaten, Phenytoin, Barbituraten

Kontraindikationen:
Überempfindlichkeit gegenüber tier. Hormon, Infektionskrankheiten, akute Psychosen, NNR-Insuffizienz, adrenogenitales Syn-

drom, Magen-Darm-Ulcera, Asthma, Niereninsuffizienz, Phäochromozytom

7.5.19 Thiopental

Handelspräparate:
Trapanal®, Thiopental „Nycomed"®

Applikation:
i.v., rektal (Kdr.)

Erhaltungsdosis:
Einleitung: 5 mg/kg KG (Erw.) bis zu insgesamt 200 mg in 20 sec injizieren, jede weitere Gabe in Abhängigkeit von der gewünschten Narkosewirkung;
30 mg/kg KG (Kdr. ab 2. Lebensj.) in 5% Lsg. bei Dosen bis zu 500 mg, 10% Lsg. über 500 mg

Wirkmechanismen:
Verstärkung der GABA-Wirkung

Pharmakokinetische Daten:
Plasmaproteinbindung 80–90%; hepatische Metabolisierung (Hauptmetabolit Pentobarbital); 10–15% unverändert renal eliminiert; $t_{1/2}$ = 2–8 min

Indikationen:
Status epilepticus

Unerwünschte Wirkungen:
psychotische Reaktionen, allergische Reaktionen (Schock, hämolytische Anämie), Proktitis (rektale Anwendung)

Interaktionen:
Substanzen, die mit Thiopental um Plasmaeiweißbindung konkurrieren (z. B. Sulfonamide) führen zur Wirkungsverstärkung; die alkalische Lsg. von Thiopental-Na ist inkompatibel mit Volumensubstitutions- und sauren Lsgn. von Narkosehilfsmitteln

Kontraindikationen:
Vergiftungen mit Alkohol, Schlafmitteln, akute hepatische Porphyrie, Schock, Asthma, maligne Hypertonie

7.5.20 Tiagabin

Handelspräparate:
Gabitril®

Applikation:
oral

Erhaltungsdosis:
15–30 mg/d (max. 70 mg/d)

Wirkmechanismen:
Inhibierung synaptischer GABA-Transporter

Pharmakokinetische Daten:
Bioverfügbarkeit >100%; Plasmaproteinbindung >90%; hepatische Metabolisierung (enterohepatischer Kreislauf); überwiegend renale Eliminierung der Metaboliten; $t_{1/2}$ = 5–10 h

Indikationen:
Add-on-Therapie von partiellen Anfällen mit und ohne sekundärer Generalisierung

Unerwünschte Wirkungen:
Schwindel, Asthenie, Somnolenz

Interaktionen:
Phenytoin, Carbamazepin, Phenobarbital und Primidon beschleunigen die Tiagabin-Metabolisierung

Kontraindikationen:
schwere Leberfunktionsstörungen, Kdr. unter 12 J.

7.5.21 Topiramat

Handelspräparate:
Topamax®

Applikation:
oral

Erhaltungsdosis:
200–400 mg/d (max. 1000 mg, Steigerung in Intervallschritten)
schrittweise Dosisreduktion bei Beendigung der Therapie

Wirkmechanismen:
Blockade spannungsabhängiger Natriumkanäle, Verstärkung der GABA-Wirkung, antagonistische Effekte an den Kainat/ AMPA-Bindungsstellen des Glutamatrezeptors

Pharmakokinetische Daten:
Bioverfügbarkeit >90%; Plasmaproteinbindung 15%; geringe Metabolisierung; renale Eliminierung der Metaboliten; $t_{1/2}$ = 20–30 h

Indikationen:
Add-on-Therapie von fokalen Anfällen mit oder ohne sekundärer Generalisierung

Unerwünschte Wirkungen:
Müdigkeit, Schwindel, Ataxie, Gewichtsverlust, gelegentlich Nephrolithiasis (auf ausreichende Flüssigkeitszufuhr achten !)

Interaktionen:
Phenytoin, Carbamazepin beschleunigen den Abbau von Topiramat; gelegentlich Anstieg der Phenytoinspiegel (Phenytoin-Blutspiegelkontrolle !); Abnahme der Östrogenspiegel bei Einnahme von oralen Kontrazeptiva; erhöhtes Nierensteinrisiko bei gleichzeitiger Einnahme von Acetazolamid, Triamteren, Zonisamid und Vitamin C (Mengen >2 g/d)

Kontraindikationen:
Kdr. <12 J.

7.5.22 Valproinsäure

Handelspräparate:
Convulex®, Leptilan®, Orfiril®, Ergenyl®

Applikation:
oral und i.v.

Erhaltungsdosis:
150–450 mg/d (Kleinkdr., 1/2–3 Jahre)
300–600 mg/d (Kdr., 3–6 J.)
450–1500 mg/d (Schulkdr., 7–14 J.)
1200–2100 mg/d (Jugendl. und Erw.)
300–900 mg initial über 3–5 min. mit anschl. Dauerinfusion (max. 2400 mg/d)
20-.30 mg/kg KG (Kdr.)

Wirkmechanismen:
Erhöhung der GABA-Konzentration (Inhibierung der GABA-Transaminase, Stimulation der Glutaminsäuredecarboxylase)

Pharmakokinetische Daten:
Bioverfügbarkeit >90% (abhängig von der Darreichungsform); Plasmaproteinbindung 90%; hepatische Metabolisierung (Hauptmetabolit Glucuronid, daneben oxidative Verstoffwechselung, aktive und inaktive Metaboliten); renale Eliminierung der Metaboliten; $t_{1/2}$ = 8–20 h

Indikationen:
generalisierte Anfälle in Form von Absencen, myoklonische und tonisch-klonische Anfälle, fokale und sekundär generalisierte Anfälle; i.v.-Applikation, wenn orale Behandlung nicht möglich

Unerwünschte Wirkungen:
Hepatotoxizität Blutbildveränderungen, neurotoxische Symptome, Bewegungsstörungen, Gewichtsveränderungen

Interaktionen:
Valproinspiegel erniedrigt durch Phenobarbital, Carbamazepin,

Phenytoin, Mefloquin; Erhöhung der Valproinsäurekonzentration durch Cimetidin, Erythromycin, Fluoxetin, Felbamat; Verstärkung der Blutungsneigung durch Antikoagulantien und Acetylsalicylsäure; erhöhte Lebertoxizität in Verbindung mit Alkohol bzw. anderen hepatotoxischen Arzneimitteln; Hemmung der Lamotrigin-Metabolisierung; falsch positive Reaktion auf Ketonkörper bei Diabetikern möglich

Kontraindikationen:
schwerwiegende Leber- und Pankreasfunktionsstörungen, Porphyrie, besondere Vorsicht in der Schwangerschaft

7.5.23 Vigabatrin

Handelspräparate:
Sabril®

Applikation:
oral

Erhaltungsdosis:
2000 mg zweimal täglich (max. 3000 mg, Erw.)
40-100 mg/d KG/d (Kdr.)

Wirkmechanismen:
Inhibierung der GABA-Transaminase

Pharmakokinetische Daten:
Bioverfügbarkeit 50–65%; geringe Plasmaproteinbindung; unverändert renal eliminiert; $t_{1/2}$ = 5–7 h

Indikationen:
Monotherapie infantiler Spasmen (West-Syndrom), Add-on-Therapie resistenter fokaler Anfälle mit oder ohne sekundärer Generalisierung

Unerwünschte Wirkungen:
Gesichtsfeldstörungen unterschiedlichen Schweregrades (periodische Kontrolle des Sehvermögens), Sedierung, Benommenheit,

Müdigkeit, Konzentrationsschwierigkeiten, bei Kdr. insbes. Exzitation und Agitation

Interaktionen:
geringe Abnahme der Phenytoin-Plasmakonzentration, keine klinisch signifikanten Wechselwirkungen mit anderen Antikonvulsiva

Kontraindikationen:
Patienten mit Gesichtsfelddefekten

7.5.24 Zonisamid

Handelspräparate:
Exegran® (Japan, Südkorea), Zonegran® (USA)

Applikation:
oral

Erhaltungsdosis:
400–500 mg/d

Wirkmechanismen:
Blockade spannungsabhäniger Natriumkanäle, Blockade von Calcium-T-Kanälen

Pharmakokinetische Daten:
Bioverfügbarkeit 100%; Plasmaproteinbindung 40–60%; hepatische Metabolisierung (inaktive Metaboliten); renale Eliminierung der Metaboliten (35% unverändert); $t_{1/2}$ = 52–66 h

Indikationen:
refraktäre fokale Epilepsie

Unerwünschte Wirkungen:
Somnolenz, Ataxie, Müdigkeit, Anorexie, Schwindel

Interaktionen:
Verkürzung der Halbwertszeit bei gleichzeitiger Einnahme von Phenytoin, Carbamazepin oder Barbituraten; unterschiedliche Angaben zur Verdrängung von Phenytoin und Carbamazepin

aus der Plasmaproteinbindung nach zusätzlicher Gabe von Zonisamid

Kontraindikationen:

Überempfindlichkeit gegen den Wirkstoff oder andere Sulfonamide

8 Nicht-medikamentöse Therapieverfahren

8.1 Verhaltens- und Konditionierungsbehandlung

Ausgehend von der Vorstellung, dass äußere Faktoren die neurophysiologischen Synchronisierungsvorgänge mit beeinflussen und epileptische Anfälle triggern können, diskutiert man seit einigen Jahren vermehrt die Möglichkeit, diese externen Einflüsse zu beeinflussen bzw. zu kontrollieren. Grundsätzlich bieten sich drei Therapieansätze an:

1) Relativ allgemein ist das Erkennen von typischen anfallsauslösenden Faktoren wie bestimmte Stresssituationen, deren Vermeidung sich durch eine Verhaltenstherapie unterstützen lässt.
2) Die **Desensitivierungstherapie** basiert darauf, dass bestimmte externe Reize, wie Licht oder akustische Reize zu einer verstärkten Synchronisation führen. Appliziert man nun gezielt zunächst unterschwellige Reize, entweder monookular oder monoaurikular, die mit zunehmender Therapiedauer gesteigert werden, so lässt sich eine gewisse auch dauerhafte Habituation solcher Reizeffekte erzielen.
3) Ziel von **Biofeedback-Verfahren** ist es, dem Patienten die eigene hirnelektrische Aktivität sichtbar und damit wahrnehmbar zu machen, die zur Vereinfachung durch Spektralanalyse in farbkodierte Bereiche umgewandelt werden. Durch das Ingangsetzen autonomer Reaktionen gelingt es, insbesondere zu rasche Aktivitätsphasen zu kontrollieren bzw. langsamere Phasen zu konditionieren. Das Verfahren erfordert ein relativ intensives und sorgfältiges Training und ist aufgrund gewisser Anforderungen an Kognition und Ausdauer nur für einen kleinen Patientenkreis geeignet. Aufgrund der geringen bzw. fehlenden Nebenwirkungen und günstiger Ergebnisse in Fallberichten erscheint es sinn-

voll, die Wirksamkeit in kontrollierten Studien zu überprüfen und mögliche anderen Varianten der Anwendung zu testen.

8.2 Vagusstimulation

Einen prinzipiell ähnlichen Ansatz verfolgt die extrazerebrale Stimulation des N. vagus durch einen Schrittmacher. Ein programmierbarer Schrittmacher wird hierbei unterhalb der Clavicula implantiert und der N. vagus im mittleren Halsbereich stimuliert. Vermutlich wird durch Stimulation von C-Fasern über das vegetative Nervensystem die Desynchronisation von EEG-Tätigkeiten gesteigert, was sich tierexperimentell in einer Änderung des lokalen zerebralen Blutflusses im Cerebellum, im Thalamus und im Kortex zeigt. Eine besondere Rolle scheint hierbei der N. coeruleus zu spielen. Das Verfahren ist für Patienten mit pharmakoresistenter Epilepsie geeignet. Es ist seit 1997 in den USA zugelassen und findet auch in Europa zunehmend Anwendung. Optimale Reizparameter scheinen hierbei eine 30 Sekunden anhaltende 30 Hz-Reizung zu sein, die alle 5 Minuten wiederholt wird. Erste Ergebnisse zeigen, dass es zu einer Anfallsreduktion von etwa 50% bei 20–40% der Patienten kommt. Diese Zahlen liegen im Bereich der Wirksamkeit der in den letzten Jahren neu zugelassenen Antiepileptika für dieses therapeutisch anspruchsvolle Patientenkollektiv. Die Nebenwirkungen der Implantation und der Reizung selbst sind gering, vorübergehend wird über Hustenreiz, eine Heiserkeit oder Allgemeinsymptome geklagt. Neueste kontrollierte Untersuchungen zeigen, dass neben der Anfallsreduktion auch eine positiv psychotrope Wirkung der Vagusstimulation zu beobachten ist. Die bei vielen Patienten vorliegenden depressiven Symptome waren deutlich geringer ausgeprägt, Stimmung, Antrieb und Leistungsvermögen im Alltag wesentlich gebessert. Ein Einsatz der Vagusstimulation speziell unter diesem antidepressiven Aspekt könnte in Zukunft bei geeigneten Patienten eine spezielle Indikation darstellen. Das Verfahren ist insgesamt noch relativ neu und die Zahlen mit derzeit etwa 350 Patienten in Deutschland sind noch zu gering, um über das Potential der Therapie abschließend urteilen zu können. Besondere Aufmerksamkeit wird der Identifizierung des spezifischen Effektes im Hirn und hieraus abgeleitet der individuellen Stimulationsplanung zukommen.

8.3 Epilepsiechirurgie

Chirurgische Verfahren zur Therapie von epileptischen Anfällen insbesondere zur Entfernung epileptischer Herde wurden wahrscheinlich bereits im Altertum durchgeführt, stellten aber bis noch vor wenigen Jahren keine wirkliche Therapiealternative dar. Erst mit einer Verbesserung der elektrophysiologischen, bildgebenden und funktionsdarstellenden Diagnoseverfahren sowie mit der Optimierung mikrochirurgischer Operationstechniken kommt der Epilepsiechirurgie im engeren Sinne eine zunehmende Bedeutung zu. Diese findet ihren Ausdruck darin, dass die Einrichtung spezieller epilepsiechirurgischer Zentren in Deutschland politisch gefördert wurde. Dabei wurden sogenannte vollkompetente Stufe-IV-Zentren in Bielefeld, Bonn und Erlangen gegründet, die über den gesamten Umfang der diagnostischen Möglichkeiten, eine ausreichende Operationskapazität und über eine entsprechende personelle Ausstattung verfügen, um diese Patienten medizinisch, psychologisch und sozial zu betreuen. Daneben gibt es bundesweit Stufe-III-Zentren in speziellen Epilepsieabteilungen, die eine Vordiagnostik und Selektion der für eine Operation geeigneten Patienten betreiben. Grundsätzlich zu unterscheiden sind Operationen von Strukturen wie etwa Tumoren oder Gefäßmissbildungen, die nicht primär die Epilepsie betreffen und solchen Eingriffen, bei denen gezielt ein epileptischer Herd ausgeschaltet wird, der nicht immer identisch mit lädiertem Hirngewebe sein muss.

Eine **Operationsindikation** besteht in erster Linie bei Patienten mit partiellen, d. h. von umschriebenen Herden ausgehenden epileptischen Anfällen, die medikamentös nicht ausreichend therapiert werden können. Hierbei gilt, dass diese Patienten mit unterschiedlichen Medikamenten ausreichend lange in ausreichend hohen Dosierungen behandelt worden sein müssen, ohne dass

Anfallsfreiheit oder eine sehr deutliche Anfallsreduktion erreicht wurde. Dies trifft etwa auf 3–5% aller Epilepsiepatienten zu.

Im Erwachsenenalter sind darüber hinaus weitere wesentliche Voraussetzungen zu erfüllen. Das Anfallsleiden muss ausgeprägt sein und zu einer deutlichen Alltagsbeeinträchtigung führen. Dabei ist jedoch auf die prinzipielle Therapierbarkeit durch eine Operation zu achten. Es sollte nur ein isolierter epileptogener Herd vorliegen, der eindeutig lateralisiert und auch lokalisiert werden kann. Hirnerkrankungen, die multifokal, generalisiert oder progredient verlaufen, wie etwa metabolische Enzephalopathien oder Slow-virus-Erkrankungen bieten von vorneherein geringe operative Be handlungschancen. Zuletzt sollten die Patienten keine schweren kognitiven Defizite haben und eine gewisse psychoemotionale Belastbarkeit aufweisen, da die Diagnostik aufwendig und z. T. belastend ist und eine Kooperation erfordert und die psychischen Folgen einer nicht erfolgreichen aber auch einer erfolgreichen Operation weitreichend sein können.

Etwas andere Kriterien gelten im Kindesalter. Hier kann im Falle der progredienten Rasmussen-Enzephalitis eine selektive Hemisphärektomie trotz Inkaufnahme relevanter neurologischer Ausfälle zu einer deutlichen Besserung des Anfallsleidens und der Entwicklung des Kindes führen. Auch massive Sturzanfälle können bei multifokaler Genese zu einer erweiterten Indikation einer Kallosotomie führen.

Grundlage der **präoperativen Diagnostik** ist eine ausführliche Anamnese von Anfallssemiologie, Frequenz und ggf. Auslösesituationen. Damit lassen sich zunächst partielle von generalisierten Anfällen abgrenzen und häufig schon eine grobe Lokalisation der betroffenen Region (Frontallappen, Temporallappen) vornehmen. Für einen operativen Eingriff, ist jedoch eine sehr exakte Lokalisation notwendig, die nur im Anfall selbst erfolgen kann. Mit Hilfe einer sogenannten Video-EEG-Simultan-Aufzeichnung werden als Langzeitableitung sowohl das klinische Bild eines Anfalls als auch die entsprechenden EEG-Veränderungen aufgezeichnet. Hierzu ist es meistens notwendig, die antiepileptische Medikation abzusetzen, was prinzipiell mit der Gefahr eines epileptischen Status einher geht.

In etwa 60% der Fälle ist bei Erwachsenen der Schläfenlappen Ausgangsort von epileptischen Anfällen, wobei insbesondere der Amygdala-Hippokampus-Komplex im mesialen Temporallappen zu elektrischen Instabilitäten neigt. Histologisch findet sich häufig eine Sklerosierung dieser Anteile, die mit der Kernspintomographie (MRI) sichtbar gemacht werden kann. Nicht selten ist jedoch nur eine gewisse Atrophie zu beobachten, die sich im NMR in einer Erweiterung des Temporalhorns der Seitenventrikel zeigt. Moderne MRI-Geräte verfügen über die Möglichkeit einer Volumetrie, die die diagnostische Sicherheit weiter erhöht. Bei Kindern finden sich häufiger neokortikale Läsionen, zumeist Rindendysplasien, Hamartome oder Gefäßmalformationen wie Angiome oder Kavernome.

Lässt sich insbesondere bei mesialer Fokuslage mittels Oberflächen-EEG keine zufriedenstellende Lokalisation des epileptischen Fokus vornehmen, kann eine invasive Ableitung erforderlich sein. Im einfachen Falle werden Elektroden durch die Foramina ovale unterhalb des Temporallappens positioniert, eine Kraniotomie ist bei Anlage von subduralen Streifen- oder Grid-Elektroden erforderlich. Durch derartige Multielektrodenableitungen lassen sich bei einem Anfall der Kern der Entladungen sowie die Ausbreitungsmuster erkennen und dann den jeweiligen klinischen Symptomen zuordnen.

Ist ein epileptogener Herd lokalisiert, muss die Operabilität daran überprüft werden, inwieweit er in funktionell bedeutsamen Regionen liegt, was bei neokortikalen Herden insbesondere die motorischen Regionen sowie die Sprachareale betrifft. Bei hippokampaler Fokuslokalisation ist eine Operabilität nur dann gegeben, wenn der kontralaterale Temporallappen intakt ist, weil es ansonsten zu schweren, irreversiblen neuropsychologischen Defiziten kommt. Hierzu ist zum einen eine sorgfältige neuropsychologische Testung notwendig. Die genannten kortikalen Funktionsareale lassen sich durch funktionsdarstellende Verfahren wie die Positonen-Emissions-Tomographie (PET) oder die funktionelle Kernspintomographie (fMRI) darstellen und zum epileptogenen Areal in Beziehung setzen.

Die sensible Sprachregion, die zwar häufig aber nicht regelhaft kontralateral der Händigkeit gelegen ist, lässt sich mit dem WADA-

Test lokalisieren. Hierbei kommt es nach angiographischer Injektion des Barbiturates Amobarbital in eine A. cerebri media zu einem vorübergehenden Funktionsausfall dieser Hemisphäre mit einer Hemiparese und Aphasie.

Mehrere **operative Ansätze** stehen zur Verfügung. Primär angestrebt wird eine Resektion des epileptogenen Hirnrindenareales. Es kann sich hierbei um neokortikales Gewebe handeln oder um die Entfernung limbischer Strukturen im Temporallappen. Zu erwähnen sind die selektive Amygdalo-Hippokampektomie unter möglichem Erhalt der neokortikalen Anteile des Temporallappens. Die früher häufig gebräuchliche Zweidrittelresektion des Temporallappens wurde weitgehend aufgegeben. Weiterhin besteht in Fällen multifokaler epileptogener Herde die Möglichkeit, eine Erregungsausbreitung zur Gegenseite zu verhindern, indem der Balken durchtrennt wird. Diese Operation spielt im Kindesalter insbesondere bei Sturzanfällen noch eine gewisse Rolle, wobei hier die anteriore 2/3-Resektion praktiziert wird, bei der die Gefahr der Entstehung eines Diskonnektionssyndroms geringer ist. Als letztes ablatives Verfahren ist die Hemisphärektomie zu erwähnen, die bei der progressiven Rasmussen-Enzephalitis häufig die Ultima Ratio zur Therapie der Anfälle aber auch des Fortschreitens der Erkrankung darstellt.

Die größte Rolle der erwähnten Verfahren spielt sicherlich die Epilepsiechirurgie des Temporallappens. Ausgehend von der selektiven Amygdalo-Hippokampektomie werden zunehmend individuell gestaltete Operationen durchgeführt. Die genauen Operationsgrenzen können durch die stark verbesserte elektrophysiologische und funktionell bildgebende prächirurgische Diagnostik exakter geplant und bei Bedarf auch durch intraoperative kortikographische Spontanableitungen oder durch Stimulationsexperimente modifiziert werden. Ziel ist es, das epileptogene Gewebe unter größtmöglicher Schonung der funktionell wichtigen Hirnanteile, im Temporallappen in erster Linie die Wernicke-Sprachfunktion sowie die für die mnestischen Funktionen (Gedächtnis, Merkfähigkeit etc.) verantwortlichen Abschnitte, zu entfernen.

Etwa 65% aller Eingriffe entfallen auf den mesialen Temporallappen, dementsprechend sind die Ergebnisse in der Chirurgie der Temporallappenepilepsie auch am besten. In ca. 80% gelingt es, Anfallsfreiheit zu erreichen. In einigen Fällen lässt sich das nicht erfolgreiche OP-Ergebnis durch eine unzureichende Resektion erklären, sodass eine Zweitoperation noch die Chance einer Anfallsfreiheit bietet.

Schlechter sind die Ergebnisse bei neokortikalen Eingriffen. In Fällen symptomatischer Anfälle mit nachweisbarer Läsion liegt die Erfolgsquote bei ca. 60%, in den Fällen, in denen keine morphologische Läsion erkennbar ist, wird nur in 20 von 100 Fällen Anfallsfreiheit erzielt.

Die operativen Eingriffe sind insgesamt komplikationsarm, die Mortalität in größeren Serien beträgt fast Null, die Morbidität liegt zwischen 0,5 und 2% wobei am häufigsten kleine Blutungen oder Infektionen auftreten. Ernste Komplikationen sind selten, gelegentlich sieht man passagere Sprach- oder Gedächtnisstörungen, leichte Durchgangssyndrome jedoch fast nie schwere psychotische Zustände.

Insgesamt stellt die Epilepsiechirurgie insbesondere bei den mesialen Temporallappenanfällen eine wichtige und wirkungsvolle Therapie dar, deren Erfolg jedoch vor dem Hintergrund einer strengen Patientenselektion unter den genannten Kriterien und einem enormen diagnostischen Aufwand gesehen werden muss, der es letztlich zurzeit nach der medikamentösen Behandlung zu einem Verfahren zweiter Wahl macht.

9 Sozialmedizinische Aspekte der Epilepsie

Die Epilepsie ist eine schon im Altertum bekannte Erkrankung, deren besondere Bedeutung sich in den ausführlichen Beschreibungen äußert. Der Begriff, der sich aus dem griechischen „epilambanein“ für „ergriffen überwältigt sein“ ableitet und seine Bezeichnung im Corpus hippocraticum als „morbus sacer“, die heilige Krankheit, deuten schon die Haltung der Bevölkerung zu dieser Erkrankung an, obwohl Ärzte im Altertum wie Hippokrates oder Galen durchaus von einer normalen organischen Ursache der Erkrankung ausgingen. Auch wenn die Kenntnisse über Genese, Pathophysiologie und Klinik der Epilepsie heute viel genauer sind als bei vielen anderen zerebralen Erkrankungen, bleibt immer noch ein Rest von Mythos, und die Epilepsie gilt auch heute noch als eine stigmatisierende Erkrankung. Diese Ausgrenzung von Anfallspatienten, die häufig über die krankeitsrelevanten Aspekte hinausgeht muss Anlass sein, neben der rein organbezogenen Diagnostik und Therapie auch die sozialmedizinische Bedeutung der Erkrankung zu erfassen und gegebenenfalls gezielt zu korrigieren.

Diese gesellschaftlichen Bezüge sind für Kinder und Jugendliche mit Epilepsien sehr viel ausgeprägter, da die wichtige persönliche Entwicklung in dieser Phase von der Krankheit geprägt wird. Ein von außen betrachtet fast zwangsläufiger Circulus vitiosus ist die Folge. Anfälle in der Öffentlichkeit bzw. Einschränkungen durch das Anfallsleiden führen zu einer Diskriminierung dieser Patienten. Die Folge hiervon ist nicht selten eine Überbetreuung durch die Eltern, die eine Entwicklung zu einer eigenständigen Persönlichkeit hemmt, wenn nicht völlig verhindert. Die Kinder werden nie alleine gelassen, sie gehen nie ein gewisses Risiko ein. Als Ausgleich für die außen erlebten Traumata werden in der Familie häufig Konflikte vermieden, es werden keine Verbote ausgesprochen, das Kind steht im Mittelpunkt. Zwangsläufig sind Probleme der sozialen Integration die Folge. Die Patienten werden sehr leicht psychisch verletzbar, neben der gestörten Persönlichkeitsausbildung entwickeln sich neurotische Züge, die zu scheinbar selbstständigen psychischen oder psychosomatischen Komorbiditäten führen können. Die erlernte Unselbstständigkeit und Abhängigkeit erschwert eine Lebensgestaltung, die zwar durch die Krankheit gewisse Einschränkungen zu berücksichtigen hat, jedoch zum größten Teil ganz normal verlaufen kann.

In diesem konstruierten Modell sind andere Varianten vorstellbar, so z. B. eine tatsächliche intellektuelle oder soziale Überforderung der Patienten durch überehrgeizige Eltern, die tatsächliche Einschränkungen nicht wahrnehmen wollen, sowie die Fortsetzung der gesellschaftlichen Ausgrenzung in der Familie.

Auch wenn diese Entwicklungsprobleme nicht zwangsläufig in dieser Regelhaftigkeit und in diesem Ausmaß ablaufen müssen, sind die grundsätzlichen Gefahren jedoch ernst zu nehmen und es muss Aufgabe der Therapie sein, frühzeitig derartige Entwicklungsansätze zu erfassen und wenn möglich zu korrigieren. Ein therapeutisches Konzept für Epilepsiepatienten muss daher neben der ärztlichen auch die pädagogische, psychologische und ergotherapeutische (Ausbildungs- und Berufsberatung) Hilfe umfassen. Sie erstreckt sich auf alle gesellschaftlichen Strukturen, d. h. neben dem direkten Patient-Therapeuten-Verhältnis auch auf die Familie, die Schule (Kindergarten) und den Arbeitsplatz. Initiativ sollten neben professionellen Einrichtungen auch die Patienten selbst sein, die Rolle von Selbsthilfegruppen kann in diesem Zusammenhang nicht hoch genug eingeschätzt werden.

Die Notwendigkeit von Aufklärung und Information wird durch eine kürzlich veröffentlichte Studie deutlich, die die Kenntnisse von Epilepsiepatienten über ihre Erkrankung anhand eines Fragebogens untersuchte. Sie zeigte, dass viele Patienten sehr wenig über ihre Erkrankung wissen. Immerhin 30% ordneten die Epilepsie als ansteckend oder als Geisteskrankheit ein, was dem oben als historisch beschriebenem mystischen Charakter eine bedeutsame Aktualität verleiht. Nur 32% der Patienten wussten, dass sportliche

Betätigung, etwa Schwimmen mit geschultem Aufsichtspersonal oder z. B. mäßiger Alkoholgenuss beim Abendessen durchaus erlaubt sind. Interessanterweise korrelierte das Unwissen in dieser Studie weder mit dem Alter, dem Ausbildungsstatus oder der Dauer des Anfallsleidens in der befragten Gruppe.

9.1 Regelungen und Einschränkungen für Kindergarten, Schule und Beruf

Die Inanspruchnahme der gesetzlich vorgesehenen Ausbildungsmöglichkeiten, zu denen im Prinzip jetzt auch der Anspruch auf einen Kindergartenplatz gehört, orientiert sich natürlich an dem Gesamtkrankheitsbild eines Kindes. Hier stellt sich die Situation für Kinder mit genetisch bedingten Epilepsien aber zumeist normaler Intelligenz anders dar, als bei solchen, bei denen zerebrale Krampfanfälle Ausdruck einer frühkindlichen Hirnschädigung, einer Stoffwechselerkrankung oder einer sonstigen ernsthaften Erkrankung des Gehirns sind. Anzustreben ist der Besuch eines Regelkindergartens, da hier die soziale Einbindung gezielt vermittelt wird und die Erfahrung zeigt, dass kleinere Kinder häufig weniger Probleme im Umgang mit vermeintlich stigmatisierenden Erkrankungen haben als größere Kinder oder Erwachsene. Existiert allerdings schon eine gestörte Entwicklung, die durch eine medikamentöse Therapie mitbedingt sein kann, oder bestehen körperliche oder geistige Behinderungen, ist der Besuch eines Sonderkindergartens mit besseren Förderungsmöglichkeiten zu erwägen.

Vergleichbares gilt für die Schule. Angestrebt werden sollte bei normaler Intelligenz der Besuch einer Regelschule. Es ist sinnvoll, die Schuleignung psychologisch beurteilen zu lassen, da trotz einer normalen Intelligenz andere Faktoren wie verminderte Konzentrationsfähigkeit, Ausdauer oder erhöhte Ablenkbarkeit den Erfolg gefährden können. Im Zweifelsfall sollte der Schulbesuch um ein Jahr verschoben werden. Manifestieren sich diese Aspekte im Verlaufe des Schuljahres, ist eine Zurückversetzung einem fortlaufenden Frustrationserlebnis vorzuziehen. Es erscheint notwendig, die Lehrer über eine Epilepsie zu informieren und für den Fall eines Anfalles das Vorgehen (Abwarten: ja, nein, wie lange, Notarzt rufen?, Krankenhauseinweisung?) abzusprechen.

Erhebliche Einschränkungen sind bei der Berufswahl zu beachten. Nicht geeignet sind Berufe mit Tätigkeiten an laufenden Maschinen, mit Absturzgefahr, mit Starkstrom, Feuer oder offenem Wasser. Überwachungs- und Steuertätigkeiten die evtl. andere gefährden könnten, sowie die Berufskraftfahrt sind ebenfalls generell ungeeignet. Im Einzelfall sind auch Nacht- und Wechselschicht, Kälte, Nässe, auffällige Lichtreize oder Tätigkeiten mit Stress zu vermeiden. Ist das Anfallsleiden bekannt, sollte zunächst durch entsprechende Testungen von Schule und Arbeitsamt die individuelle berufliche Eignung und Neigung erfasst und hierauf aufbauend unter Berücksichtigung allgemeiner Krankheitsaspekte beraten werden.

Schwieriger kann sich die Situation darstellen, wenn erst nach Beendigung der Berufsausbildung ein Anfallsleiden auftritt. Auch hier müssen die berufliche Tätigkeit, die Art und Frequenz der Anfälle sowie die Prognose der Erkrankung sorgfältig und individuell abgewogen werden. Ist eine Fortführung der Tätigkeit nicht möglich, gewährt im günstigsten Falle der Rentenversicherungsträger eine Umschulung in einem Berufsförderungswerk, was allerdings bei älteren Patienten häufig nicht genehmigt wird. Günstig ist zumeist auch eine innerbetriebliche Umsetzung, die die soziale Einbindung erhält.

Leider sind die tatsächlichen Berufsmöglichkeiten von Patienten mit einem aktiven Anfallsleiden bei der derzeitigen Arbeitsmarktsituation nicht günstig und auch wenn die Aufklärungspflicht gegenüber dem Arbeitgeber vom Gesetz her sehr eingeschränkt ist, wird de facto ein relevantes Anfallsleiden kaum verborgen bleiben und die tatsächlichen Berufschancen auch bei erfolgreicher Umschulung begrenzen. Nicht selten folgen langwierige Rentenverfahren, die schließlich zu einer vorzeitigen Invalidisierung führen, die eigentlich vermeidbar gewesen wäre. Dies unterstreicht das Stigma der Erkrankung „Epilepsie“.

9.2 Epilepsie und Führerschein

Grundsätzlich gilt, dass jemand, der unter anfallsartig auftretenden Bewusstseinsstörungen leidet, nicht die Voraussetzungen zum Führen eines Kraftfahrzeugs erfüllt. Hierunter fallen epileptische und nicht-epileptische Anfälle mit einer Beeinträchtigung des Bewusstseins oder der Motorik.

Zum Umgang mit der sich aus der Erkrankung ergebenden z. T. relativ komplexen Situationen mit ihren rechtlichen und medizinischen Aspekten wurde vom Bundesgesundheitsministerium eine Expertenkommission eingesetzt. Diese erstellte Begutachtungsleitlinien für „Krankheit und Kraftverkehr", die zwar keinen rechtlich bindenden Charakter im Sinne einer amtlichen Vorschrift haben, jedoch seit Jahren juristisch anerkannte Entscheidungshilfen für die Beurteilung der Fahrtauglichkeit darstellen. Die im Jahre 2000 veröffentlichte 6. Auflage beinhaltet nun eine Anpassung an die Richtlinien in vielen anderen Ländern der Europäischen Union aber auch von anderen Ländern, wie z. B. der Schweiz. Die für die Epilepsie wichtigen Punkte sollen hier kurz zusammengefasst werden. Wesentliche Unterschiede ergeben sich hierbei zwischen der Befähigung zum Führen eines Fahrzeuges der Gruppe 1, die im Wesentlichen dem früheren Führerschein Klasse III entspricht und für Berufskraftfahrer der Gruppe 2 entsprechend dem Führerschein II. Für das Führen von Fahrzeugen der Gruppe 1 gilt:

1) Bei Auftreten eines sogenannten Gelegenheitsanfalles (von bestimmten Auslösesituationen wie Alkoholentzug, Schlafentzug oder akuten reversiblen Hirnerkrankungen, z. B. Intoxikationen, abhängig) kann davon ausgegangen werden, dass kein erhöhtes Risiko eines erneuten Anfalles besteht, wenn diese Auslösesituationen beseitigt sind. Eine Beobachtungszeit zwischen 3 und 6 Monaten (Ermessen des Arztes) wird gefordert. Eine gewisse Ausnahme stellt die Alkoholabhängigkeit dar, die eine zusätzliche neurologisch-psychiatrische Begutachtung notwendig macht. Für Anfälle, die innerhalb von 2 Wochen nach Hirnverletzungen oder Operationen aufgetreten sind, gilt ebenfalls ein anfallsfreies Intervall von einem halben Jahr.

2) Die Tauglichkeit zum Führen eines Fahrzeugs der Gruppe 1 ist auch bei bekannter Epilepsie unter bestimmten Bedingungen gegeben:
   a) Bei elementar-fokalen Anfällen, die ohne relevante motorische, sensorische oder kognitive Beeinträchtigungen einhergehen, wenn nach mindestens einjähriger Beobachtungszeit gewährleistet scheint, dass keine Ausdehnung des Anfallsgeschehens und insbesondere kein Übergang in Formen mit Bewusstseinsstörungen zu befürchten ist.
   b) Bei ausschließlich im Schlaf auftretenden Anfällen nach 3 Jahren Beobachtung.
   c) Bei Patienten mit generalisierten oder komplex-fokalen Anfällen kann das Risiko eines erneuten Anfalles als sehr gering angenommen werden, wenn Anfallsfreiheit für mindestens 1–2 Jahre besteht. 2 Jahre Beobachtungszeit wird für langjährige und bislang therapieresistente Krankheitsverläufe gefordert. Dem EEG kommt hierbei nur eine eingeschränkte prognostische Bedeutung zu, d. h. es wird nicht notwendigerweise vorausgesetzt, dass im EEG keine sogenannten epilepsietypischen Potentiale vorliegen. Allerdings sollte eine massiv auftretende oder im Verlauf zunehmende Spike-, Sharp- oder Slow-Wave-Aktivität als Hinweis auf eine Rezidivneigung gewertet werden.
3) Als besonders vulnerable Phase ist die Beendigung einer antikonvulsiven Therapie zu sehen. In der Absetzphase des letzten Medikamentes bzw. der folgenden 3 Monate wird ein Verzicht auf das Autofahren empfohlen. Kommt es in dieser Phase zu einem Rezidiv, genügt in der Regel eine 6-monatige Beobachtungszeit.
4) In jedem Falle müssen sonstige die Vigilanz oder die kognitive Funktion beeinträchtigende Einschränkungen ausgeschlossen sein, dies gilt insbesondere für zentralnervöse Nebenwirkungen einer antiepileptischen Behandlung sowie psychische Veränderungen unabhängig von den Anfallsereignissen selbst.

Für die Gruppe 2, d. h. Berufskraftfahrer mit Führerschein Klasse 2 gelten sehr viel strengere Richtlinien. Hier kann ausnahmsweise nach einem anfallsfreien Intervall von 5 Jahren ohne antiepileptische Behandlung die Voraussetzung zur Befähigung zum Fahren des Kraftfahrzeugs erneut attestiert werden. Nur bei einem einmaligen Anfall kann eine Beobachtungszeit von 2 Jahren ausreichen, wenn eine hirnorganische Erkrankung ausgeschlossen ist.

Die genannten Ausführungen zeigen, dass dem behandelnden Arzt ein relativ großer Ermessensspielraum zukommt, der nur dann richtig interpretiert werden kann, wenn eine Fachkompetenz für das Krankheitsbild der Epilepsien besteht und wenn ein vertrauensvolles Arzt – Patienten-Verhältnis besteht. Die in den Richtlinien geforderten Kontrolluntersuchungen in beiden Gruppen haben nur unter diesen Voraussetzungen ihren Sinn, insbesondere da apparativen Befunden, wie dem EEG oder den Serumspiegeln von Antiepileptika zu Recht nur eine untergeordnete Bedeutung zukommt. Dieser Interpretationsspielraum erlaubt jedoch dem Arzt im individuellen Falle das Risiko eines Anfalles und z. B. die berufliche Notwendigkeit der Fahrbefähigung abzuschätzen. Der Verzicht auf die früher geforderten medizinisch-psychologischen Gutachten zur Wiedererlangung der Fahrerlaubnis ist für die Patienten eine finanzielle und psychologische Entlastung und fördert die Entstigmatisierung der Erkrankung.

9.3 Epilepsie und orale Kontrazeption

Orale Kontrazeptiva haben keinen Einfluss auf die Anfallshäufigkeit bzw. die Schwere der Anfälle. Es ist jedoch mit einer erhöhten Versagerquote der Hormonsubstitution zu rechnen, die durch die Interaktion mit den Antiepileptika bedingt ist. Folgende Antiepileptika führen zu einem vermehrten Abbau der Kontrazeptiva in der Leber: Carbamazepin und Oxcarbazepin, Phenytoin, Phenobarbital, Primidon und vereinzelt auch Ethosuximid. Die Pille mit einem niedrigen Östrogenanteil hat häufiger Durchbruchsblutungen mit ungenügendem Empfängnisschutz zur Folge. In diesen Fällen sollten Präparate mit höherem Östrogenanteil (0,05–0,08 mg) eingesetzt oder andere Methoden bevorzugt werden.

Benzodiazepine, Gabapentin, Lamotrigin, Vigabatrin und Valproat beeinflussen die Wirksamkeit oraler Kontrazeptiva dagegen nicht.

9.4 Epilepsie und Schwangerschaft

Eine Schwangerschaft wird durch eine Epilepsie in vielfältiger Weise beeinflusst, auch die Erkrankung kann sich durch eine Schwangerschaft verändern. Dies betrifft zum einen die Frequenz der Anfälle, den Einfluss von Anfällen auf den Fetus sowie einen möglichen Einfluss des Antikonvulsivums.

In ca. 20–25% der Fälle kommt es während der Schwangerschaft zu einer Anfallshäufung. Eine Ursache ist eine hormonell bedingte Wasser- und Elektrolytverschiebung, die direkt oder durch ein Absinken des Serumwirkspiegels anfallsfördernd sein kann. Nicht selten werden die Medikamente aber auch bei Übelkeit oder aus Angst und Unwissenheit unregelmäßig eingenommen. Meist bleibt die Anfallsfrequenz im Wesentlichen unverändert, es kann aber auch zu einer Anfallsreduktion kommen.

Im Allgemeinen sind Schwangerschaften von Epilepsiepatientinnen zwar als Risikoschwangerschaften anzusehen, bei denen die Häufigkeit von Aborten, Fehl- und Frühgeburten erhöht sind, gegenüber Frauen ohne Epilepsie. Ursache für die erhöhte Rate von Fehl- und Missbildungen ist zum einen der transplazentare Übertritt von Pharmaka, allerdings spielen auch anlagebedingte Faktoren, insbesondere bei den in diesem Alter häufigeren genuinen Epilepsien eine Rolle. Die Schwangerschaften verlaufen aber überwiegend unkompliziert, so daß eine Epilepsie nicht prinzipiell eine Kontraindikation für eine SS darstellt. Wichtig sind eine befriedigende medikamentöse Einstellung sowie eine sorgfältige gynäkologische und neurologische Betreuung während der Schwangerschaft. Von einer Schwangerschaft abraten sollte man allerdings, wenn noch Grand-Mal-Anfälle auftreten oder gleichzeitig andere Noxen wie Alkohol oder Nikotin vorliegen.

Der Anfallstyp hat eher als die Anfallsfrequenz einen Einfluss auf das Kind. Direkt bedrohlich für das Kind ist der Grand-Mal-Status.

Ein leicht vermehrtes Auftreten von fokalen oder Petit-Mal-Anfälle ist weniger bedenklich.

Einige Besonderheiten sind bei der medikamentösen Therapie zu berücksichtigen. Anzustreben ist die Anfallsfreiheit durch Monotherapie. Bei einer eingestellten Epilepsie sollte die medikamentöse Therapie unverändert fortgeführt werden und eine Dosisänderung nur erfolgen, wenn sich die Anfallssituation deutlich verschlechtert, nicht jedoch wenn nur der Wirkstoffspiegel im Serum absinkt. Bei einer geplanten Schwangerschaft besteht die Möglichkeit, die antikonvulsive Therapie für den Zeitraum der geplanten Konzeption und die ersten drei Schwangerschaftsmonate, in denen die Organogenese stattfindet, zu vereinfachen und reduzieren, um sie später dann wieder zugunsten einer optimalen Anfallskontrolle zu steigern.

Phenytoin und Phenobarbital erhöhen die Rate von orofazialen Dysplasien. Auch gibt es Studien, die von einer schlechteren mentalen Entwicklung nach Behandlung mit Phenytoin ausgehen.

Bei einer Therapie mit Valproinsäure und Carbamazepin steigt das Risiko eines Neuralrohrdefektes auf ca. 2%. Bei Frauen mit Kinderwunsch und einer entsprechenden Therapie sollte prophylaktisch Folsäure (2,5–5 mg/d) verabreicht werden, womit das Risiko der Ausbildung eines Neuralrohrdefektes signifikant sinkt. Wenn möglich, sollte eine bestehende Therapie mit Valproinsäure bei bestehendem Kinderwunsch, insbesondere wenn eine positive Familienanamnese bezüglich Neuralrohrdefekten besteht, vor der Konzeption geändert werden. Das Medikament sollte dann, um Wirkspiegelspitzen im Serum zu vermeiden, in retardierter Form oder mehreren möglichst niedrigen Einzeldosen verabreicht werden. In der 16.–18. Schwangerschaftswoche muss dann eine Pränataldiagnostik mittels Ultraschall und eine Alpha-Fetoproteinbestimmung im Serum der Mutter erfolgen, um mögliche Neuralrohrdefekte abzuklären.

Für die meisten der neueren Antikonvulsiva wie Lamotrigin, Topiramat, Gabapentin, Vigabatrin liegen keine ausreichende Erfahrungen während der Schwangerschaft vor. Sie sind daher so weit wie möglich zu vermeiden.

Nach der Geburt sind Neugeborene durch die sedierenden Medikamentenwirkungen häufig zunächst apathisch, trinkschwach und zeigen eine Muskelhypotonie. Da die Antikonvulsivakonzentration in der Muttermilch allerdings in wesentlich geringerer Dosis als intrauterin vorliegt, stellt dies kein Stillhindernis dar, sondern ist sogar zu befürworten. Nach dem Abstillen kann es hingegen zu Entzugssymptomen wie Schlafstörungen und Unruhezustände, seltener auch zu Entzugskrämpfen kommen.

Erhöht ist bei Neugeborenen epilepsiekranker Mütter darüber hinaus das Risiko von Spontanblutungen, insbesondere nach Behandlung mit Phenytoin, Phenobarbital oder Primidon. Daher sollte prophylaktisch sofort nach der Geburt 1 mg Vitamin K i. m. oder i.v. substituiert und der Prothrombinspiegel noch einige Tage kontrolliert werden.

9.5 Impfungen und Infektionsprophylaxe bei Epilepsie

Bei Epilepsiepatienten sind Pockenschutzimpfungen kontraindiziert. Dagegen sind Impfungen gegen Hepatitis A und B, Typhus, Tetanus, Polio, FSME und Tollwut unbedenklich. Eine erhöhte Komplikationsrate weisen Paratyphus-, Gelbfieber- und Choleraimpfungen auf. Auch können bei einer Malariaprophylaxe und Chloroquin oder Mefloquin vermehrt Anfälle auftreten.

10 Hinweise für den Patienten

Bei vielen chronischen Erkrankung hat sich gezeigt, dass ihre Bewältigung einfacher ist, wenn sich die Patienten mit der Erkrankung befassen. Eine besondere Rolle spielen die Selbsthilfegruppen. Sie bieten Informationen und Aufklärung über die Erkrankungen, durch Kontakt mit ebenfalls Betroffenen können die Patienten der Isolation der Krankheit entfliehen. Es ist häufig eine große Hilfe, wenn die Patienten frei über die Krankheit aber auch die damit verbundenen psychischen und sozialen Probleme sprechen können. Es ist zudem auch für den betreuenden Arzt hilfreich und herausfordernd zugleich, einen aufgeklärten und informierten Patienten zu behandeln. Zuletzt können Selbsthilfegruppen zwischen Patienten und Ärzten und Kliniken, Institutionen wie z. B. Schul- und Sozialämtern vermitteln und die Patienteninteressen auch bei politischen Prozessen und Entscheidungen vertreten.

Sie finden im Folgenden die Adressen der wichtigsten Epilepsiezentren und von Selbsthilfegruppen bzw. Organisationen aufführen, an die man sich wenden kann. Internetadressen sind beigefügt, über die Homepages der wichtigsten Organisationen kann man weitere interessante Informationen aus Forschung und Therapie bzw. über Veranstaltungen erfahren.

Epilepsiezentren

Berlin
Epilepsiezentrum Berlin am Evangelischen Krankenhaus Königin Elisabeth
Herzberge, Abteilung für Neurologie
Herzbergstr. 79
10365 Berlin-Lichtenberg
Tel. 0 30 / 54 72-35 03
Fax 0 30 / 54 72-35 02

Bielefeld
Epilepsiezentrum Bethel
Klinik Mara I
Maraweg 21
33617 Bielefeld

Bonn
Klinik für Epileptologie der Universität Bonn
Sigmund-Freud-Str. 25
53105 Bonn

Erlangen
Zentrum Epilepsie (ZEE)
Universitätsklinik Erlangen-Nürnberg
Schwabachanlage 6
90154 Erlangen

Gießen
Neurologische Universitätsklinik und Neurochirurgische Universitätsklinik der Justus-Liebig-Universität Gießen
Am Steg 22
35340 Gießen

Göttingen
Abt. Klinische Neurophysiologie der Universität Göttingen
Robert-Koch-Str. 40
37075 Göttingen

Graz
Universitätsklinik für Neurochirurgie der Karl-Franzenz-Universität Graz
Auenburggerplatz 5
A - 8036 Graz

Greifswald
Epilepsiezentrum Greifswald
Klinik für Neurologie der Ernst-Moritz-Universität
Ellernholzstr. 1/2
17489 Greifswald

Köln
Klinik für Neurologie der Universität zu Köln & MPI
Gleueler Str. 50
50931 Köln

Kehl-Kork
Epilepsiezentrum Kork
Postfach 1860
77694 Kehl-Kork

Mainz:
Neurologische Universitätsklinik Mainz
Langenbeckstr. 1
55131 Mainz
Tel. 0 61 31 / 17 31 10

Mannheim
Klinikum Mannheim
Neurologische Klinik
Theodor-Kutzer-Ufer
68167 Mannheim

München
Universität München
Klinikum Großhadern
Marchioninistr. 15
81377 München
Tel. 0 89 / 70 95-36 91
Fax 0 89 / 70 95-66 91

Ulm
Neurologische Klinik der Universität Ulm, RKU
Oberer Eselsberg 45
89081 Ulm

Wien
Universitätsklinik für Neurologie, Wien
Universitätsklinik für Neurochirurgie, Wien
Universitätsklinik für Neuropsychiatrie des Kinder- und Jugendalters
Währinger Gürtel 18–20
A-1090 WIEN

Zürich
Universitätsspital Zürich
Neurologische Klinik
CH-8091 Zürich

Schweizerische Epilepsie-Klinik,
Bleulerstrasse 60,
8008 Zürich,
Tel. 01 / 3 87 61 11

Epilepsie-Selbsthilfegruppen und Organisationen

Deutsche Epilepsievereinigung
Zillestrasse 102, 10585 Berlin
Tel. 0 30 / 3 42 44 14
Fax 0 30 / 3 42 44 66
Epilepsie-Hotline 01 80 / 1 42 42 42
Internet: http://www.epilepsie.sh
Email: info@epilepsie.sh

1988 haben Vertreter von zahlreichen Epilepsie-Selbsthilfegruppen die Deutsche Epilepsievereinigung e.V. (DE) gegründet. Sie vertritt seitdem auf nationaler und internationaler Ebene die Interessen von Menschen mit Epilepsie.

Redaktion „einfälle"
Zillestr. 102
10585 Berlin
Tel. 0 30 / 3 41-42 52
Fax 0 30 / 3 42-44 66
Zeitschrift der Selbsthilfe

Bielefeld
Dt. Sektion der Internationalen Liga gegen Epilepsie e.V.
Herforder Straße 5–7
33602 Bielefeld
Tel. 05 21 / 12 41 92
Fax 05 21 / 12 41 72

Informationszentrum Epilepsie (IZE)
Herforder Straße 5–7
33602 Bielefeld
Tel. 05 21 / 12 41 17
Fax 05 21 / 12 41 72
Abgabe von Informationsmaterial an alle Epilepsieinteressierten

Coburg
Epilepsieberatungsstelle Oberfranken
Heilpädagogische Einrichtungen GmbH
Leopoldstr. 61–63
96450 Coburg
Tel. 0 95 61 / 82 67 67

Dortmund
Landesverband für Epilepsie-Selbsthilfe Nordrhein-Westfalen e.V.
Westhoffstr. 8–12
44145 Dortmund
Tel. + Fax 02 31 / 83 12 47
http://nrw.epilepsie.sh

Frankfurt
(IEF) Interessengemeinschaft Epilepsie Frankfurt e.V.
Schützenhausstr. 14
65510 Idstein/Taunus
Tel. 0 61 26 / 98 91 73
Fax 0 61 26 / 98 91 74

Göttingen
Interessengemeinschaft Epilepsie Niedersachsen gem.e.V.
Bünne 21
37081 Göttingen
Tel. 05 51 / 9 16 09

Hamburg
Stiftung Michael zur Bekämpfung der Anfallskrankheiten
und ihrer individuellen und sozialen Folgen
Münzkamp 5
22339 Hamburg
Tel. 0 40 / 5 38-85 40
Fax 0 40 / 5 38-15 59

München
Landesverband der Epilepsie-Selbsthilfegruppen Bayern e.V.
Inderstorfer Str. 56
80689 München
Tel. 0 89 / 5 46-1 24 01

München
Epilepsieberatung
Innere Mission
Nymphenburger Str. 119 b
80636 München
Tel 0 89 / 12 66 18 12

Stuttgart
Landesverband der Epilepsie-Selbsthilfegruppen Baden-Württemberg e.V.
Haußmannstr. 6
70188 Stuttgart
Tel. 07 11 / 2 15 51 11
Fax 07 11 / 2 15 51 13

Schweiz
Schweizerische Vereinigung der Eltern epilepsiekranker Kinder (ParEpi)
Deutschschweiz
Kontaktperson: Frau Doris Gerber-Weeber
Rothstrasse 17, Postfach
8042 Zürich
Tel. 01 / 3 63 55 04
Fax 01 / 3 63 55 08
E-mail: parepi@bluewin.ch

Österreich
Österreichische Sektion der Internationalen Liga gegen Epilepsie
Internet: http://www.medicalnet.at/oe.sektion-ILAE/
Mit Übersicht über Selbsthilfegruppe in den verschiedenen Bundesländern
Epilepsie Dachverband Österreich (EDÖ) epilepsie@netway.at

11 Weiterführende Literatur

Alvarez N, Besag F, Livanainen M (1998) Use of antiepileptic drugs in the treatment of epilepsy in people with intellectuel disability. J Int Dis Res 42:1–15

Ben-Menachem E et al. (1996) Double-blind, placebo-controlled trial of topiramate as add-on therapy in patients with refractory partial seizures. Epilepsia 37:539–543

Bialer M et al. (1999) Progress report on new antiepileptic drugs: a summary of the fourth Eilat conference. Epilepsy Res 34:1–41

Browne TR, Kugler AR, Eldon MA (1996) Pharmacology and pharmacokinetics of fosphenytoin. Neurology (Suppl. 1) 46:3–7

Dannhardt G (1995) Antiepileptika - Pharmakokinetik und therapeutische Anwendung. Pharm Ztg 140:3227–3236

Dannhardt G (2000) Epilepsie: Hoffnung für die Patienten durch neue Medikamente. Pharm Ztg 145:11–21

Dannhardt G (2000) Epilepsie: Ergänzende und alternative Behandlungsmethoden. Pharm Ztg 145:74

Dannhardt G, von Gruchalla M (1997) Der NMDA-Rezeptor und seine Liganden bei cerebraler Ischämie. Pharm Ztg 142:1359–1374

Dannhardt G, Kohl BK (1998) The glycine site on the NMDA receptor: Structure-activity relationships and possible therapeutic applications. Curr Med Chem 5:253–263

Dannhardt G, Kohl BK (2001) The NMDA Receptor Complex: A promising target for novel antiepileptic strategies. Curr Med Chem 8:1275–1289

Gasior M, Ungard JT, Witkin JM (1999) Preclinical evaluation of newly approved and potential antiepileptic drugs against cocaine-induced seizures. J Pharmacol Exp Ther 290:1148–1156

Gee NS et al. (1996) The novel anticonvulsant drug, gabapentin (neurontin) binds to the $\alpha 2\delta$-subunit of a calcium channel. J Biol Chem 271:5768–5776

Grant SM, Faulds D (1992) Oxcarbazepine: A review of its pharmacology and therapeutic potential in epilepsy, trigeminal neuralgia and affective disorders. Drugs 43:873–888

Hagers Handbuch der Pharmazeutischen Praxis (1993) 5. Auflage, Stoffe Bände 7–9, Folgebände 4 und 5, Springer-Verlag, Berlin , Heidelberg, New York

Johnson S, Johnson FN (eds.) (1994) Lamotrigine. Rev Contemp Pharmacother 5:67–151

Ketter TA et al. (1999) Metabolism and excretion of novel stabilizers and new anticonvulsants. Cell Mol Neurobiol 19:511–532

Klitgaard H et al. (1998) Evidence for a unique profile of levetiracetam in rodent models of seizures and epilepsy. Eur J Pharmacol 353:191–206

Leppik IE (1995) Tiagabine: The safety landscape. Epilepsia (Suppl. 6) 36:10–13

Löscher W, Schmidt D (1988) Which animal models should be used in the search for new antiepileptic drugs? A proposal based on experimental and clinical considerations. Epilepsy Res 2:45–181

Mallarkey G, Palmer JK (eds.) (1999) Issues in Epilepsy. Adis International Ltd.

Mimaki T (1998) Clinical pharmacology and therapeutic drug monitoring of zonisamide. Ther Drug Monit 20:593-597

Mutschler E (1996) Arzneimittelwirkungen 7. Auflage, Wissenschaftliche Verlagsgesellschaft Stuttgart

Pellock JM (1999) Felbamate in epilepsy therapy. Drug Safety 225–239

Pinto F, Tassinari CA (eds.) (1996) Topiramate: New Advances in the treatment of epilepsy. Epilepsia (Suppl. 2) 37:1–23

Sabers A, Gram L (1992) Pharmacology of Vigabatrin. Pharmacol Toxicol 70:237–243

Sofia RD (1995) Felbamate, Mechanisms of action. In: Antiepileptic drugs, 4th edition. Raven Press Ltd. 791–806

Speight TM, Holford NHG (1996) Avery's Drug Treatments, 4th Edition, Adis International

Suzdak PD, Jansen JA (1995) A review of the preclinical pharmacology of tiagabine: a potent and selective anticonvulsant GABA uptake inhibitor. Epilepsia 316:612–626

Sachverzeichnis